edition
TROBISCH

ANGELIKA RÜHLE (Hrsg.)

Nicht allein auf schweren Wegen

Wenn die Diagnose »Krebs« heißt

Angelika Rühle, Jg. 1961, Jugendreferentin, Religionspädagogin und Pfarrfrau, ist verheiratet und hat drei Kinder. Sie lebt mit ihrer Familie in Höpfigheim. Nebenbei ist sie als Referentin bei Frauenfrühstückstreffen tätig.

Hänssler-edition Trobisch
Bestell-Nr. 854.179
ISBN 3-7751-9179-8

© Copyright 2002 by Hänssler Verlag, D-71087 Holzgerlingen
Internet: www.haenssler.de
E-Mail: info@haenssler.de
Umschlaggestaltung: Carmen Knoll
Titelbild: privat
Satz: AbSatz, Klein Nordende
Druck und Bindung: Ebner & Spiegel, Ulm
Printed in Germany

INHALT

Vorwort 7

I Verschiedene Aspekte

Krankheit und Heilung in biblischer Sicht
Pfr.in Christa Albrecht 11

Die medizinische Seite der Krankheit
Dr. Angelika Matscheko 20

Aspekte aus Sicht der Psychologie
Dipl.-Psych. Susanne Kesting, Angelika Rühle 38

II Erfahrungsberichte

Meine Zeit steht in Gottes Händen
Gertrud Brosi 48

Hoffnungslos?
Margarete Rummel 55

Ich steh in meines Herren Hand
Andrea Eißler 65

Der Herr ist mein Hirte
Sr. Erika Schnitzer 71

Jesus will heal you!
Rolf Scheffbuch 77

Gott spart nicht mit Herausforderungen,
aber er kommt mir mittendrin entgegen
Ingeborg Birk 89

Leukämie — was wird aus meinem Kind?
Heidi Sperr 97

Er wird mich mit seinen Augen leiten
Cläre Schuler 108

Gott will Jahre hinzutun ...
Elke Werner 114

Gottes Kraft ist den Schwachen mächtig
Jörg Luithle 125

Wo ist der Gott der Liebe?
Irmgard Brekle 130

Selbst im Sterben strahlte sie noch!
Kathy Burkhardt 135

Anschriften 142

Quellen 145

Autorenspiegel 146

VORWORT

»Jeder vierte Mensch, der in Deutschland stirbt, erliegt einem Krebsleiden. Ungefähr 47 000 Frauen erkranken jährlich an Brustkrebs, davon sterben 19 000. Jede neunte Frau ist also davon betroffen.«

Das statistische Bundesamt in Wiesbaden lieferte für das Jahr 2001 Fakten und Zahlen. Fakten, die erschrecken und nachdenklich machen. Hinter diesen Zahlen von gigantischem Ausmaß stehen für mich jedoch einzelne Namen, Gesichter und Biographien. Menschen, von denen ich hörte, aber auch Menschen, die mir nahe stehen oder standen. Hinter diesen Zahlen stecken jeweils einzelne Lebensgeschichten — gefüllt mit Angst und Not, gefüllt mit Erfahrungen von Schmerz und Trauer, gefüllt mit Verzweiflung oder Fragen.

Nun gibt es zum Thema »Krebs« eine ungeheure Fülle an Literatur, seien es medizinische Fachbücher oder psychologische, spirituelle oder weltanschauliche Ratgeber. Es gibt eine Vielzahl an Lebensberichten bzw. Überlebensberichten.

Was veranlasst mich, dieses Buch herauszugeben, wo ich mich weder auf medizinischem noch auf psychologischem Terrain sicher bewegen kann?

In diesem Buch finden sich Erfahrungsberichte von Personen, die zweierlei gemeinsam haben. Erstens: Die Diagnose Krebs trifft sie. Zum Zweiten sind sie Menschen, die inmitten ihrer Krankheit erfahren haben, wie Gott ihnen zur Seite stand, sie durch die Tiefen hindurch begleitete.

Durch dieses Buch möchte ich erkrankten Menschen Mut machen, sich ebenfalls Gott anzuvertrauen, auch und gerade auf den schwersten Wegen. Es ist erstaunlich, wie Gott handelt, eingreift und in der Tiefe umfängt. Erstaunlich, wie Gott in ein Leben inneren Reichtum und Fülle bringen kann, auch wenn es nur von kurzer Dauer ist. Selbst ein nach menschlichem Ermessen zu kurzes Leben kann zur Erfüllung, zur Vollendung kommen.

Sicherlich bleiben offene Fragen: Weshalb stirbt die junge Mutter an Krebs? Warum trifft diese Krankheit heimtückisch einen unserer Lieben? ... Wir wissen darauf keine Antwort und werden es lernen müssen, mit diesen unbeantworteten Fragen zu leben. Letzten Endes warten wir darauf, dass uns Gott dieses Geheimnis in seiner Ewigkeit erschließt. Sind wir selbst aber von dieser Krankheit betroffen, so wird es darauf ankommen, dass wir unser Leben durch den Umgang mit Gottes Wort und das Gebet immer fester an Gott binden.

Sind Angehörige oder Freunde erkrankt und wir leiden mit ihnen mit, dann liegt unsere Aufgabe darin, ihnen zur Seite zu stehen. Regelmäßige Besuche, kleine Handreichungen, biblischer Trost und Zuspruch — nicht zu vergessen die Fürbitte — sind eine Hilfe für unsere leidenden Angehörigen. Als Gesunde werden wir bei diesem Buch unserer eigenen Anfälligkeit bewusst. Wir können deshalb für jeden gesunden Tag von Herzen danken.

Die offenen, ehrlichen Berichte wollen in anderen Erkrankten erneut oder neu Glauben an den allmächtigen Gott wecken. Sie wollen Mut machen, dass wir alle in Gottes Hand sind und dass uns daraus niemand und nichts — auch keine Erkrankung — entreißen kann.

So wie es schon Philipp Spitta (1801–1859) formulierte:

»Ja, Herr Jesu, bei dir bleib ich
so in Freude wie im Leid;
bei dir bleib ich, dir verschreib ich
mich für Zeit und Ewigkeit.
Deines Winks bin ich gewärtig,
auch des Rufs aus dieser Welt,
denn der ist zum Sterben fertig,
der sich lebend zu dir hält.«

Gegliedert ist das Buch in drei Teile. Im ersten Teil werden Aspekte aus theologischer, aus medizinischer und psychologischer Sicht zur Krankheit betrachtet (in Anbetracht reichlicher Fachliteratur nur grob skizziert). Im zweiten Teil erzählen Betroffene oder Angehörige von ihren unterschiedlichen (Leidens-)Wegen und ihren Erfahrungen mit Gott in dieser Zeit. Für die Bereitschaft an diesem Buch mitzuwirken möchte ich allen danken, besonders auch den Männern unter ihnen — bekanntlich fällt es ihnen schwerer, über Krankheit zu reden. Dazwischen finden sich Texte, Lieder und Gebete, von denen Betroffene sagten, dass sie dadurch sehr viel Mut, Hoffnung und Zuversicht geschöpft haben. Im kurzen dritten Teil finden sich Anschriften und Hinweise zu weiteren Informationsquellen.

Nicht allein auf schweren Wegen:
Gott begleitet, er geht mit. Er selbst hat dies wiederholt und immer wieder in seinem Wort fest versprochen: »Ich will dich nicht verlassen noch versäumen!«
»Ich bin bei dir alle Tage, bis an der Welt Ende!« »Ich bin bei dir, dass ich dir helfe und dich errette!« Er ist in nächster Nähe — ob am Krankenbett oder auf dem Strahlentisch.
Gott geht mit auf schweren Wegen. Das erlebten durch alle Zeiten hindurch viele Menschen in Krankheit oder Gesundheit.
Diese Erfahrung, diesen Trost und Halt wünsche ich allen Leserinnen und Lesern.

Blaise Pascal (1623–1662), französischer Philosoph und Mathematiker betete in schwerer Krankheit:
»Herr, ich bitte weder um Gesundheit noch Krankheit, nicht um Leben und nicht um Tod.
Aber ich bitte, verfüge über meine Gesundheit und Krankheit, über mein Leben und meinen Tod zu deiner Ehre, meinem Heil und zum Nutzen der Gemeinde deiner Heiligen, deren einer ich durch deine Gnade sein möchte.
Du allein weißt, was mir dient, du bist der allmächtige Herr; tue mit mir nach deinem Willen.
Gib mir oder nimm von mir, nur mache meinen Willen dem deinen gleich.«

I Verschiedene Aspekte

Krankheit und Heilung in biblischer Sicht

CHRISTA ALBRECHT

Unheilbar krank? (Markus 10,46–52)

Die Lage

Der Tag beginnt wie jeder andere. Alles bleibt eintönig gleich. Vorsichtig tastet er sich zu seinem altvertrauten Platz. Nicht in der Fußgängerzone der Stadtmitte — nein: dort sieht man ihn nicht so gern. Außerhalb der Stadt ist der Platz für solche wie ihn. Krank — na ja: eigentlich ist es nur ein kleiner Teil seines Körpers, der nicht so ist, wie er sein sollte. Und doch verändert dies sein ganzes Leben.

Blind. Was steckt doch in diesem einzigen Wort. Ohnmacht. Gar nichts hilft. Weder der gut gemeinte Wunsch »Gute Besserung« noch die Auflehnung gegen diese Krankheit. Verzweiflung, denn manche Menschen meinen, dass einer, der nicht sieht, auch sonst nicht viel mitbekommt. So dringt manche gedanken- und lieblose Aussage an sein feinsinniges Ohr. Da bekommt er gnadenlos mit, was er nach Meinung anderer Leute noch nicht weiß. Er hat wohl noch nicht genug geglaubt und gebetet. Er müsste erst mal sein Leben in Ordnung bringen. Da schlummert anscheinend unerkannte Schuld. Als ob sein Leben nicht schon allein durch dieses Nicht-Sehen-Können genug belastet ist. Müssen sie unbedingt auch noch seine Seele quälen ... Und schließlich: Was kann er dafür? Hätte es nicht auch jeden anderen genauso treffen können?

Blind. Total angewiesen auf andere. Nichts so richtig selbstständig tun zu können. Immer am Abwägen und Abtasten. Kein normales Leben ist möglich — und doch muss er irgendwie mit diesem so genannten Leben zurechtkommen. Schule, Ausbildung, Beruf, Heirat, Familie ... alles Fremdworte. Das Alltägliche, worüber gesunde

Menschen nicht einmal nachdenken, birgt genug Hindernisse und Stolperfallen für ihn.

Deshalb sitzt Bartimäus lieber außerhalb der Stadt. In das pulsierende Leben innerhalb der Mauern passt er sowieso nicht so richtig. Sein Anblick schadet eher dem Stadtbild Jerichos.

Die Sehnsucht

Im Lauf des Lebens arrangiert man sich mit vielem und legt sich manche Hornhaut zu. Doch tief innen drinnen ist noch lange nicht alles erstorben. Da existieren geheime Wünsche. Der Durst nach vollem Leben. Einmal sehen können: die Welt, in der er tagtäglich aneckt. Die Stadt, in der er zu Hause ist. Die Blumen, die so wundervoll duften. Die Tiere, die er nur durch ihre von sich selbst gegebenen Laute unterscheiden kann. Bücher zu studieren, die seither wie mit sieben Siegeln verschlossen sind. Die Menschen anblicken, die sich um einen kümmern. Und denen ins Gesicht zu sehen, die einem das Leben schwer gemacht haben. Dazugehören – und sich nicht ständig verstecken, ausweichen oder zurückziehen müssen. Selbstständig sein – und nicht bei jedem Handgriff auf die Barmherzigkeit anderer angewiesen. Sich frei und ohne Hilfe bewegen können. Das Leben in vollen Zügen genießen zu können – ohne die ständige Unsicherheit und Angst, sich demnächst mal wieder einen blauen Fleck einzuhandeln, Hautverbrennungen zu erleiden oder sich die Finger einzuklemmen. Ein ganzer Mensch zu sein – und nicht nur ein dahinvegetierendes Etwas.

So schwelt die Sehnsucht in Bartimäus' Herzen wie eine Glut, bei welcher der kleinste Luftzug die Flamme neu entfacht. Heute schlägt sein Herz schneller, denn seine Ohren haben etwas aufgeschnappt. Ein Name, den er nicht zum ersten Mal hört. Eine Person, dessen Ruf ihr schon weit vorauseilt. Jesus von Nazareth. Er soll ganz in der Nähe sein. Er soll sogar nach Jericho kommen. Mehr kann Bartimäus nicht in Erfahrung bringen. Anspannung macht sich breit. Er kann beinahe nicht ruhig sitzen. Ist es …? Wäre es möglich …? Er wünscht es sich so sehr, diesem Mann begegnen zu können. Und nicht nur das: Er möchte heil, gesund werden.

Der Schrei nach Hilfe
Die Anspannung ist wohl doch zu groß. Eine bleierne Müdigkeit macht sich breit. Bartimäus döst ein bisschen vor sich hin. Da bemerkt er in der Ferne ein Getrappel wie von vielen, vielen Menschen. Die Erde, auf der er sitzt, bebt leicht. Mit einem Schlag ist er hellwach. Was geht da vor sich?

Vor lauter Aufregung fängt er an zu schwitzen. Hört er es richtig, oder spielt sein Gehör ihm einen Streich? Jesus von Nazareth!?!

Da gibt es nur noch eines! Bartimäus fängt an zu schreien: »Jesus, du Sohn Davids, erbarme dich meiner!«

Die Enttäuschung
»Pssst!« So hört er von allen Seiten. »Halt den Mund! Mach nicht so einen Krach! Du denkst wohl, du bist ganz allein auf der Welt!« Und so weiter, und so fort. Wie betäubt sitzt Bartimäus da, als diese Mahnungen und Vorwürfe auf ihn einprasseln. Stillhalten soll er. Seine Ansprüche zurückschrauben. So tun, als wäre alles normal. Die Leute wollen eine Begegnung zwischen Bartimäus und Jesus verhindern. Nur kein Aufsehen erregen. Was soll er allein gegen so viele machen? Schon steigen die Tränen in die toten Augen. Hat er sich zu viel Hoffnung gemacht? Haben ihm seine Wünsche den Verstand vernebelt?

Die Enttäuschung sitzt tief. Er kann nicht mehr und er will nicht mehr. Und trotzdem: Alles in ihm bäumt sich auf. Jetzt oder nie!

Der Durchbruch
Sein ganzer Frust macht sich in einem noch viel lauteren Schrei Luft: »Du Sohn Davids, erbarme dich meiner!«

Noch hängen die Schultern kraftlos herunter, aber in diesem Strom von Menschen bleibt einer stehen. Damit beginnt der Durchbruch. Bartimäus tiefste Sehnsucht scheint wahr zu werden. Die umherstehenden Menschen trösten den Verzweifelten und fordern ihn auf, zu Jesus zu gehen. Noch kann er es fast nicht glauben. Er darf zu Jesus hin. Doch dann kommt Bewegung in ihn. Der Mantel wird zum Ballast; er springt auf die Füße, als ob er gar nicht mehr blind ist.

Dann steht er vor Jesus. Leicht benommen, als wär's ein Traum. Hört beglückt, wie Jesus ihn ernst nimmt und ihn fragt, was er von ihm erwartet. Und Bartimäus wagt es, diesem Mann seine tiefste Sehnsucht zu gestehen — ganz gleich, was die anderen jetzt wohl denken. »Rabbuni (= mein Herr),« »dass ich sehend werde.« Die Antwort Jesu prägt sich bei Bartimäus tief ins Herz hinein. Hat er sie doch umgehend erlebt: Er ist sehend.

Nach seiner Heilung hält ihn nichts mehr davon ab, mit diesem Jesus zu gehen.

Unheilbar krank! (2. Korinther 12,1–10)

Die Lage
Fünfmal vierzig Schlägen wehrlos ausgeliefert sein müssen, dreimal mit Stöcken geschlagen, einmal gesteinigt worden. Dreimal Schiffbruch erlitten, einen Tag und eine Nacht auf offenem Meer getrieben. Ständig den Gefahren des Wetters und des Wassers ausgesetzt. Von Räubern und »falschen Brüdern« bedroht. Hunger, Durst, Wüste, Fasten, Frost, Blöße ... die Liste lässt sich beliebig fortsetzen. Doch nicht genug mit diesen Gefahren von außen. Dazu kommt dieses Augenleiden[*]. Er, der bedeutende Apostel, braucht doch seine Augen. Die volle Sehkraft. Aber genau das Gegenteil ist der Fall. Mit so großen Buchstaben muss er den Galatern schreiben, weil er's kleiner nicht schreiben kann. Die Augen hätten sie ausgerissen und Paulus gegeben, wenn sie ihm damit hätten helfen können. Er empfindet es als Schläge des Satansengels. Wer kann helfen?

Die Sehnsucht
So ein großer Auftrag: Apostel für alle Nichtjuden zu sein. Kreuz und quer reist Paulus durch Kleinasien und Europa, um Gemeinden zu gründen. Was tut er heute alles für Gott! Früher verfolgte er die Christen. Damals, kurz vor Damaskus, da hat ihm Gott das Augen-

---

[*] Eine Auslegung der Bibel geht dahin, dass »der Pfahl ins Fleisch« ein Augenleiden gewesen sein könnte.

licht genommen. Um ihm zu zeigen: So blind für Jesus bist du. Aber das ist doch längst vorbei. Hat Paulus nicht bereits genug gelitten? Kann sein Leiden Gottes Wille sein?

Der Schrei nach Hilfe
Paulus fleht zu Gott: Gib, dass der Satansengel von mir weicht. Nichts geschieht. Hat Paulus nicht genug geglaubt oder gebetet? Ein zweites Mal schreit er seine Not zu Gott hinaus. Und: wieder keine Antwort. Gibt es in seinem Leben noch Dinge, die er mit Gott nicht bereinigt hat? Muss er noch mehr beten, fasten, vertrauen? Ein drittes Mal betet Paulus. Drei — die Zahl der Vollkommenheit. Drei Gäste besuchen Abraham. Heilig, heilig, heilig ist Gott, hört der Prophet Jesaja im Tempel. Drei Weise machen sich auf den Weg, um das neugeborene Jesuskind zu finden. Wenn einer mit Mut, mit Zuversicht, mit Kraft, mit Glaube gebetet hat — dann Paulus.

Die Enttäuschung
Tatsächlich, auf das dritte Mal erhält Paulus eine Antwort. Allerdings nicht das, was er sich erwünscht und erhofft hat. Keine Heilung. Keine Besserung für sein Leiden. Die ewigen inneren Sticheleien, dass Gott eben doch nicht so mächtig ist, wie Paulus es immer verkündigt hat, hören nicht auf. Er wird die Last der Anfechtung nicht los. Gott heilt nicht immer. Diese Enttäuschung kann Paulus nicht gleichmütig tragen — schon wegen seines Amtes. Er ist doch ein Apostel. Die Leute um ihn herum, gerade manche in Korinth, behaupten: Seht, weil Paulus so leidet, kann er kein vollmächtiger Apostel sein. Er ist kein gutes Glaubensvorbild. Er hat ausgedient. Diese Vorwürfe gehen bei Paulus ganz tief. Wie scheinbar einfach wäre es gewesen, dagegen die großen Heilungstaten Gottes setzen zu können! Die Erweise der Macht Gottes. Aber so läuft es nicht. Und jetzt? Ist nun alles aus?

Der Durchbruch
Ganz im Gegenteil! An dieser Stelle beginnt die Beschäftigung mit Krankheit und Heilung erst richtig. Wenn Gott Paulus in der Krankheit begegnet, dann will er mehr als Heilung: »Lass dir an meiner

Gnade genügen; denn meine Kraft kommt in der Schwachheit zur Vollendung.« So antwortet Gott auf die Fragen des Paulus.

Gott ergreift für den Schwachen Partei. Gerade für den Schwachen. Er macht ihn nicht in sich stark, sondern wird für ihn ganz schwach. So wie er es in Jesus geworden ist: das Kind in der Krippe, der Versuchte in der Wüste, der Gehenkte am Holz.

Paulus sagt Ja zu seiner Schwachheit. Er gewinnt ihr das entscheidend Positive ab. Nicht griesgrämig. Nicht halbwahr. Sondern ganz getrost. Denn diese Schwachheit, gerade sie, braucht die Gnade Gottes. Gnade heißt: Gott ist dir nahe.

Diese Gnade ist genug. Mehr braucht kein Mensch. Heilung bekommen manche, Gnade braucht jeder. Krankheit ist kein Beweis für Gottesferne, sondern Gesundheit und umso mehr Krankheit ist ein Hinweis darauf, Gottes Gnade sehr, sehr nötig zu haben.

Gott schlägt mit seiner Antwort die Heilung ab. Und trotzdem ist sie ein Zuspruch sondergleichen. Meine Gnade ist für dich genug! Vieles im Leben ist wichtig. Eines aber ist die Hauptsache. Hauptsache ist ... die Gnade. Die Gnade genügt für Leben und Sterben. Fürs volle Leben — und das einzige, was sogar im Sterben genügt. Gnade ist der einzige letzte Trost im Leben und im Sterben.

In der Heilung wird ein Stück der Gnade Gottes spürbar und greifbar. In unserer Schwachheit aber kommt sie zur Vollendung. Denn durch alles hindurch — durch Gesundheit und Krankheit, trägt die gnädige Zuwendung Gottes.

Ganz heil — durch Jesus (Jesaja 53,4–5)

Zusammenfassend lässt sich sagen: Gottes Zuwendung, seine Gnade allein ist notwendig, auch dort, wo Heilung dann und wann möglich ist.

Diese Linie findet sich besonders im Leben und Sterben Jesu wieder.

Schauen wir uns das 53. Kapitel aus dem Buch Jesaja an, der das kommende Leiden des Gottesknechts, des Gottessohnes vorausschaut und dabei die Frage von Krankheit und Heilung aufnimmt.

Der Gottesknecht und die Krankheit

»Fürwahr, er trug unsere Krankheit und lud auf sich unsere Schmerzen« (Jesaja 53,4).

Jesus hat Krankheit nie verschwinden lassen. Er hat sie als Anbruch des Reiches Gottes, der Herrschaft Gottes in unserer Welt, da und dort geheilt. Nie flächendeckend. Aber eines hat er gemacht und macht er bis heute: Er trägt die Krankheit. Er lädt sie auf sich.

Was bedeutet das? Jesus nimmt jede Krankheitssituation wahr. Er empfindet jede Schmerzattacke mit, er geht mit in jede Untersuchung, er kennt jedes Dossier. Jesus liest jede Diagnose, er schaut sich jedes Röntgenbild mit an, er wartet jedes Blutbild mit ab. Keinen Augenblick, in keinem Krankenzimmer, in keinem Warteraum, bei keinem Antragsformular sind wir allein. Wir haben einen, der uns die übermächtige Last der Krankheit bei uns selbst und bei unseren engsten Bekannten und Verwandten immer wieder abnimmt und tragen hilft.

»Wir aber hielten ihn für den, der geplagt und von Gott geschlagen und gemartert wäre« (Jesaja 53,4). Jesus also hat das durchgemacht, was viele Kranke bis heute durchleiden müssen. Nicht nur, dass sie krank sind und nicht gesund werden. Sie werden dazu auch noch als solche angesehen, die fern von Gott sind. Weil sie nicht gesund werden. So wie bei Jesus. Wer leidet, muss doch gesündigt haben. Je mehr jemand leidet, desto mehr. Derselbe grausame Verdacht trifft Jesus. Er versteht uns darin.

Was aber ist das Leiden von Jesus tatsächlich? Nicht Gottesstrafe, sondern stellvertretendes Leiden für uns.

Der Gottesknecht und die Heilung

»Die Strafe liegt auf ihm, damit wir Frieden hätten, und durch seine Wunden sind wir geheilt« (Jesaja 53,5).

Das sind starke Leidensworte. Jesus wird gepeinigt, geschlagen. Er kommt zu Tode. Er wird nicht gerettet und geheilt, aber er schafft Heilung! Und was für eine!

Die, welche Bartimäus erlebt hat, der als Sehender nicht nur sieht, sondern Jesus auf seinem Weg folgt und so geheilt wird.

Die, welche Paulus erlebt hat, dem es nicht besser geht, der aber dabei Gottes Zuwendung und Gnade ganz neu sieht — mit den Augen des Herzensglaubens.

Die, welche wir heute erleben können — ob gesund oder krank. Frieden und Heilung, umfassendes Heil, Wohl und Glückseligkeit.

Krankheit zum Tod haben wir. Doch dann nimmt der Gesunde unsere Krankheit auf sich — und wir werden ewig heil. Ganz recht vor Gott, ganz in Ordnung. Lange genug haben wir es verkannt. Doch jetzt steht es klar vor Augen: Jesus hat uns heil gemacht — allein Jesus.

Wer das sieht, mit welchen Augen auch immer — gesund, eingeschränkt, krank —, wird sehen und leben. Der ist heil.

Der Herr behütet dich!

Ich hebe meine Augen auf zu den Bergen.
Woher kommt mir Hilfe?

Meine Hilfe kommt vom Herrn,
der Himmel und Erde gemacht hat.
Er wird deinen Fuß nicht gleiten lassen,
und der dich behütet, schläft nicht.
Siehe, der Hüter Israels schläft und schlummert nicht.
Der Herr behütet dich;
der Herr ist dein Schatten über deiner rechten Hand,
dass dich des Tages die Sonne nicht steche
noch der Mond des Nachts.
Der Herr behüte dich vor allem Übel,
er behüte deine Seele.

Der Herr behüte deinen Ausgang und Eingang
von nun an bis in Ewigkeit!

Psalm 121

Die medizinische Seite der Krankheit

Dr. Angelika Matscheko

Vielen von uns wird es bereits mulmig, wenn sie beim Arzt sitzen und den Satz hören: »Da müssen wir noch diese oder jene Untersuchung machen, um sicher zu sein, dass nichts Bösartiges dahintersteckt.« Bis die Untersuchung dann erfolgt ist, trägt man dieses mulmige Gefühl mit sich herum — und stellt im Nachhinein fest, dass die Angst in dieser Zeit der Ungewissheit das größte Problem war.

Doch was, wenn die Befürchtung nun Gewissheit ist? Angst schnürt die Kehle zu und schleicht sich von hinten an uns heran wie eine dichte graue Nebelwand. Unsere Gedanken drehen sich nur noch um die Begriffe »bösartig« und »Krebs«. Nichts scheint mehr so, wie es einmal war.

Auch in dieser Phase, die wohl bei fast jedem auftritt und ganz normal ist, ist die Angst das größte Problem, denn meist spürt man von der eigentlichen Krankheit noch nicht viel. Doch die Angst wird größer, je mehr man versucht dem Angst auslösenden Faktor aus dem Weg zu gehen.

Wenn man der Angst jedoch fest ins Auge blickt, dann weicht sie zurück, wird kleiner und verliert das Übermächtige. Darum wollen wir uns an dieser Stelle den medizinischen Aspekten der Krankheit Krebs widmen und uns ein wenig mit Begriffen und Situationen vertraut machen, die auf uns zukommen könnten. Die Angst wird kleiner, wenn wir uns bewusst machen, was uns konkret ängstigt. Sind es die unangenehmen, vielleicht peinlichen Untersuchungen? Eine Operation oder die großen Geräte oder die Einsamkeit im Strahlenbunker? Übelkeit oder Haarausfall bei der Chemotherapie? Verminderte Leistungsfähigkeit, Invalidität, Ausgrenzung aus den bisher gewohnten Lebensbereichen? Oder ist es die Angst vor Schmerzen, vor dem Dahinsiechen, vor dem Sterben oder vor dem Tod?

Ich persönlich weiß gern, mit welchem »Feind« ich es zu tun habe und informiere mich.

Theorie der Entstehung von Krebs

Sämtliche Lebewesen bestehen aus Zellen, den Bausteinen des Körpers, doch sind diese »Bausteine« nicht fest und statisch wie bei einem Haus, sondern es besteht ein »Fließgleichgewicht«: alte Zellen sterben ab, neue treten an ihre Stelle. Die Zellen des Blutes werden alle drei Monate komplett erneuert. Die Stammzellen des Knochenmarks sorgen dafür, dass neue Blutzellen gebildet werden, indem sich Teile von ihnen abschnüren, die sich dann wiederum teilen und sich verändern (ausreifen). Auch die Erbsubstanz teilt sich und wird kopiert, sodass jede neue Zelle die komplette Erbinformation enthält.

Bei diesem Kopiervorgang kommt es immer wieder einmal zu Fehlern: schadhafte Zellen entstehen, die nicht lebensfähig sind oder solche, die ein beschleunigtes Wachstum haben und gesunde Zellen verdrängen würden. Im gesunden Körper werden solch beschädigte Zellen vom Immunsystem erkannt und ausgeschaltet.

Es ist immer wieder zum Staunen, wie wunderbar unser Schöpfer uns auch in dieser Beziehung gemacht hat. Einer meiner Anatomieprofessoren sagte in einer Vorlesung, es sei doch viel erstaunlicher, wenn im Körper alles funktioniere, als wenn etwas nicht in Ordnung sei.

Wenn der Organismus Schädigungen ausgesetzt ist (Schadstoffe aus der Luft, radioaktive Strahlung, massive UV-Strahlung, Genussgifte wie z. B. Zigarettenrauch usw.) oder das Immunsystem durch Fehlernährung, Stress, Infektionskrankheiten etc. geschwächt oder überlastet ist, kann es nicht mehr alle schadhaften Zellen entfernen. So können sich kranke Zellen mit beschleunigtem Wachstum vermehren. Sie halten sich nicht mehr an ihre vorgegebenen Grenzen, sie wuchern in gesundes Gewebe hinein — Krebs entsteht.

Noch ist dieses Geschehen auf die Stelle der Entstehung (z. B. in der Brust oder in der Darmwand) begrenzt, doch wenn man diesen Tumor nicht entfernt, wird er in Blutgefäße oder ins Lymphsystem eindringen und einzelne Zellen werden verschleppt werden. Diese Zellen siedeln sich dann an weit entfernten Stellen an und wachsen wieder zu Tumoren heran, den Metastasen.

Vorsorge

In einer amerikanischen Studie hat man untersucht, ob es bestimmte Risikofaktoren in der Lebensweise gibt, die zu gehäuftem Auftreten von Brustkrebs führen. Man konnte nicht beweisen, dass ein bestimmter Risikofaktor — wie z. B. Rauchen oder Übergewicht — zu Brustkrebs führt, aber man hat beobachtet, dass Frauen, die sich gesund ernährten, dazu mäßig Sport trieben, nicht rauchten, kein Übergewicht hatten, in der Gruppe der Gesunden häufiger auftraten, als in der an Krebs erkrankten Gruppe. Das gleiche galt auch umgekehrt, also Frauen mit Übergewicht, die rauchten, keinen Sport trieben und sich vor allem von »Fast food« ernährten, waren in der krebskranken Gruppe häufiger vertreten.

Kann man also etwas tun, um sich sicher vor Krebs zu schützen? Leider nein, sicher können wir uns nicht sein. Aber jeder und jede kann für sich einiges tun, um den Körper fit zu halten. Für allgemeine Gesundheit zu sorgen und Fitness anzustreben, ist die beste Vorbeugung gegen eine Vielzahl von Erkrankungen — auch gegen Krebs. Wenn eine Erkrankung dann auftritt, sind auch die Heilungschancen größer, wenn der Körper gut ernährt und trainiert ist.

Ist dann alles zu spät, wenn man bereits erkrankt ist? Nein, aber dann ist es umso wichtiger seinen Körper wirklich gut zu versorgen.

Hier soll nicht extremen Ernährungsrichtungen und Extremsport das Wort geredet werden, sondern es sollen wertvolle Tipps für ein geordnetes Leben gegeben werden, die jeder in seinem Lebensbereich praktizieren kann. Für den Erkrankungsfall ist es auf jeden Fall wichtig, sich den Rat von geschulten ErnährungsberaterInnen zu holen!

Was gehört zu einer gesunden Lebensführung?

Ernährung

Hilfe! Wird mancher denken. Nun will man mir mein Schnitzel vermiesen — oder mir ein schlechtes Gewissen machen, wenn ich Cola trinke — oder je nachdem, wo man so seine Vorlieben hat. Doch darum geht es nicht. Es ist wichtig, sich bzgl. der Ernährung manches bewusst zu machen. So hat die Art und Weise, wie sich ein Mensch ernährt, was er isst, viel mit der gesamten Lebensführung zu tun.

Wenn sich ein Mensch ständig im Stress befindet und von einem Termin zum nächsten hetzt, dann wird er sich wahrscheinlich auch wenig Zeit für die Zubereitung seiner Mahlzeiten nehmen und sich insgesamt weniger Gedanken machen, was ihm gut tut. Seine Auswahl wird sich nach dem orientieren, was möglichst schnell satt macht. Fertiggerichte, Pommes und Currywurst, zwischendurch ein Schokoriegel bestimmen seinen Speiseplan. Um wach zu bleiben, trinkt er Unmengen Kaffee oder Cola.

Ein anderer genießt gern und richtet sich bei der Auswahl seiner Speisen meist nach dem, was ihm gut schmeckt. Häufig fällt dann die Wahl auf süße Speisen oder industriell hergestellte Nahrungsmittel, da sie heute fast immer Geschmacksverstärker enthalten. (Ohne diese könnte man wahrscheinlich auch die fernab jeglicher Natur hergestellten Gemüse- und Fleischprodukte — Treibhaus, Legebatterien ... — gar nicht zu sich nehmen.) Als Getränke werden häufig zuckersüße Limonaden bevorzugt. (Wussten Sie, dass sich in einer 0,33 Liter Dose Cola umgerechnet 13 Stück Würfelzucker befinden?)

Andere orientieren sich am Schlankheitswahn und versuchen eine Diät nach der anderen. Diese Crash-Kuren sorgen dafür, dass der Körper zunächst mehr Wasser ausscheidet und dadurch Gewicht verliert. Das Körperfett bleibt unberührt und wird sogar mehr, wenn man sich anschließend wieder wie vorher ernährt.

Dann gibt es die Sparsamen, die nur die billigsten Produkte kaufen, ohne Rücksicht darauf, wo und unter welchen Bedingungen diese Dinge gewachsen sind oder hergestellt wurden.

Sicherlich könnte man noch manchen anderen Ernährungstyp vorstellen — und »Mischtypen« gibt es natürlich jede Menge.

Insgesamt stellt man fest, dass es — in unserem reichen Land! — um die Ernährungssituation der Bevölkerung schlecht bestellt ist: Es besteht ein Überangebot an Kalorien und ein Mangel an Vitalstoffen.

Doch jeder kann mit wenig Aufwand seine Ernährungssituation verbessern. Im Lauf der Zeit wird er wahrscheinlich merken, dass es ihm gut tut und wird dann gern noch etwas mehr verändern.

Wenig Aufwand? Klingt doch schon für viele verlockend, oder?

Doch zunächst machen wir uns klar, was ein Mensch zum Gesundbleiben auf jeden Fall braucht:

— Ausreichend *Flüssigkeit*, d. h. Wasser, zwei bis drei Liter täglich. Auch Kräutertees und ungesüßte, verdünnte Säfte sind in Ordnung. Kaffee, schwarzer Tee und Cola zählen bei dieser Bilanz nicht, da sie dem Körper (durch Anregung der Nierendurchblutung) zusätzlich Wasser entziehen.
— *Kalorien* (Brennstoff für den Körper) in Form von Kohlehydraten, Eiweiß und Fett. Die Hauptmenge sollten Kohlehydrate sein, am besten in Form von Vollkornprodukten, da sie neben den Kohlehydraten noch wertvolle Mineralien, Spurenelemente und Faserstoffe enthalten. Genau dies ist auch der Grund, warum das »normale«, weiße Mehl als ungesund anzusehen ist, da es außer Kalorien keine lebenswichtigen Stoffe enthält. Wenn wir diese ständig weglassen, also nur Weißmehl essen, dann hat das einen Mangel zur Folge, der sich im Lauf der Jahrzehnte (!) zu den unterschiedlichsten Krankheiten entwickeln kann.
— *Faserstoffe* (früher Ballaststoffe genannt) sind unverdauliche pflanzliche Fasern, die für eine geregelte Darmfunktion sorgen. Mit den Faserstoffen werden verschiedene Giftstoffe ausgeschieden, sie binden Gallensäuren im Darm, was sich günstig auf den Cholesterinspiegel auswirkt. Außerdem sorgen sie im Dickdarm für eine gesunde Darmflora. Faserstoffreiche Nahrung wird langsamer verdaut als faserstoffarme. Deshalb ist auch der Anstieg des Blutzuckerspiegels nicht so steil, was vor allem für Diabetiker wichtig ist!

– *Vitamine, Mineralien, Spurenelemente* sind Stoffe, die nur in ganz geringen Mengen im Körper vorhanden, aber unentbehrlich sind. *Die Bedeutung der sekundären Pflanzenstoffe* (Flavonoide, Saponine etc.) hat man erst seit kurzem erkannt. Sie kommen nur in voll ausgereiftem Obst und Gemüse vor und wirken mit Vitaminen, Spurenelementen, Aminosäuren, Fettsäuren usw. zusammen.

Was ist nun zu tun?

1. Trinken Sie Wasser! Wasser aus der Leitung. Das ist bei uns in Deutschland – Dank sei Gott! – noch bedenkenlos möglich, da Leitungswasser viel strenger kontrolliert wird als jedes Mineralwasser. Es ist überall verfügbar, an fast jedem Arbeitsplatz ohne Mühe zu erreichen. Es ist ein gesundes, preiswertes, kalorienfreies Lebensmittel, das jeder Mensch ohne Bedenken zu sich nehmen kann. (Falls Sie schwer herz- oder nierenkrank sind, halten Sie sich bitte an die von Ihrem Arzt verordnete Trinkmenge!)

Machen Sie es sich zur Angewohnheit, z. B. nach jedem Gang zur Toilette ein Glas Wasser zu trinken, vor jeder Mahlzeit, nach jeder Tasse Kaffee. Zwei Liter am Tag sind optimal, es darf aber auch mehr sein.

Warum gerade Wasser? Der menschliche Körper besteht zu 70 Prozent aus Wasser. Alle Zellen enthalten es, z. B. das Blut, die Lymphe. Wasser ist das Lösungsmittel, in dem alle anderen Stoffe gelöst sind. Nur so können Nährstoffe in die Zellen gelangen, damit sie daraus die Energie herstellen, die uns leben lässt. Wasser nimmt die Abfallstoffe aus dem Stoffwechsel auf und transportiert sie zu den Nieren, wo sie dann herausgefiltert werden, um den Körper zu verlassen. Wasser sorgt dafür, dass unser Blut nicht zu dickflüssig wird und dadurch nur noch schwer durch die Adern fließen kann (was dann zu Durchblutungsstörungen, Thrombosen, Herzinfarkt und Schlaganfall führt). Wasser sorgt dafür, dass Stoffe, die im Blut transportiert werden, keine zu hohe Konzentration bekommen, was sie zum Auskristallisieren bringen könnte (z. B. bei einem Gichtanfall). Wasser transportiert auch die Schadstoffe, die durch behan-

delte Nahrungsmittel, Umweltgifte, Medikamente etc. in unseren Körper gelangen, wieder hinaus. Es wird in den Gelenken gebraucht, wo es im Knorpel für Elastizität und im Gelenkspalt für genügend Flüssigkeit sorgt, damit alles »reibungslos« funktioniert. Für die Schönheit und Elastizität der Haut brauchen wir Wasser; unsere Schleimhäute können nur dann einen Schutz gegen eindringende Krankheitserreger aufbauen, wenn sie genügend Wasser haben. Unser Gehirn braucht Wasser. Dramatisch wird dies deutlich bei alten Menschen, die ohne ausreichende Flüssigkeit nach ein paar Tagen plötzlich geistig verwirrt sind (z. B. bei Hitze, Fieber, Durchfallerkrankungen). Oft werden sie dann ins Krankenhaus gebracht – einzig um dort wieder mit ausreichend Flüssigkeit versorgt zu werden! (Mein Mann, der als Psychiater auf einer geronto[= alters]-psychiatrischen Station arbeitet, berichtet, dass ca. 20 Prozent der Patienten aus diesem Grund auf seine Station kommen!)
Braucht es noch mehr Argumente?

2. Ersetzen Sie mehr und mehr das helle Brot oder die weißen Brötchen durch gute Vollkornprodukte. Auch Vollkornmehl kann ganz fein gemahlen werden und muss nicht an »Körnerkost« erinnern. Kauen Sie gründlich!
Zuvor wurde bereits beschrieben, warum wir Vollkornmehl bevorzugen sollten. Hier möchte ich noch ein paar Worte zum Zucker sagen. Auch er ist – weiß und streufähig wie wir ihn kennen – ein bloßer Kalorienträger, der unsere Zähne schädigt, im Darm das Wachstum von krankmachenden Bakterien und Pilzen fördert und nicht zuletzt dem Körper Vitalstoffe »entzieht«, da er sie zu seiner Verstoffwechselung benötigt. Das Säure-Basen-Gleichgewicht im Körper wird durch Zucker ungünstig beeinflusst, da Säuren entstehen, die wiederum schädlich für den Organismus sind, da der Körper sie neutralisieren muss. Man hat außerdem festgestellt, dass Krebszellen im sauren Milieu besser wachsen als im basischen.

3. Bauen Sie in Ihren täglichen Speiseplan mehr Frischkost ein. Versuchen Sie es schrittweise, vielleicht mit einem Apfel am Tag, damit Sie sich nicht überfordern und die Motivation verlieren. Gönnen Sie sich gutes Obst entsprechend der Jahreszeit, das keinen Flug um den halben Globus hinter sich hat und am anderen Ende der Welt unreif geerntet und bestrahlt werden musste. Essen Sie Obst aus der Region, das möglichst unbehandelt sein sollte und reif geerntet wurde. Es lohnt sich, in der Umgebung einen Bauern zu suchen, der biologisch wirtschaftet. (Vielleicht haben Sie ja sogar selbst einen Garten, wo manches wächst, was wertvolle Ernährung bietet?!)

In Untersuchungen, die man in den 80er-Jahren vorgenommen und Mitte der 90er wiederholt hat, stellte man fest, dass unsere Lebensmittel in diesem Zeitraum dramatisch an lebenswichtigen Stoffen verloren haben und dass man immer mehr davon essen müsste, um ausreichend versorgt zu sein. Ernährungswissenschaftler raten zu täglich mindestens fünf Portionen frischem Obst und Gemüse! Eine Portion ist so viel, wie in eine Hand passt — Kinderportionen sind also entsprechend kleiner. Wahrscheinlich schafft es kaum einer von uns, sich täglich so zu ernähren. Um gesund zu bleiben, ist es darum für jeden Menschen ratsam, Nahrungsergänzung zu nehmen.

Bewegung

Unser Körper kommt in Schwung, wenn wir uns regelmäßig ein bisschen bewegen. Den Anfang kann man machen, indem man z. B. Rolltreppen und Aufzüge meidet, kurze Strecken zügig zu Fuß geht und — weiter — ganz bewusst mindestens drei Mal pro Woche einen Spaziergang von einer halben Stunde macht. Dabei sollten wir so schnell gehen, dass uns warm wird, aber dass wir noch ohne Mühe eine Unterhaltung führen können. Immunabwehr, Leistungsfähigkeit und Körpergefühl werden sich merklich bessern.

Geordneter Alltag

Dazu gehört, dass wir uns ein gesundes Umfeld verschaffen. Das heißt, dass alles, was uns umgibt, was unser Leben ausmacht, einmal auf den Prüfstand gestellt werden muss. Ein paar Beispiele:
— Vermeiden Sie Zeitdruck, indem Sie nicht zu viele Termine in einen gewissen Zeitraum packen.

- Lassen Sie sich nicht von dem tyrannisieren, was »man« tut.
  Wagen Sie neue Schritte oder ein anderes Tempo – wie es Ihnen liegt.
- Bringen Sie, soweit es an Ihnen liegt, Ihre Beziehungen in Ordnung. Ungeklärte Beziehungen, nicht vergebene Schuld, Streit, Neid usw. wirken sich sehr negativ auf unsere seelische, geistige und auch körperliche Verfassung aus. Wie steht es um Ihre Beziehung zu Ihrem Schöpfer? Ist sie ungetrübt?

Früherkennung

Wie oben beschrieben ist es wichtig, einen Tumor zu erkennen, solange er noch klein ist und keine Metastasen gebildet hat, was natürlich schwierig ist, da man nicht ständig alle Organe untersuchen kann. Die Krankenkassen in Deutschland bieten für die Organe, die am häufigsten von Krebs befallen werden (weibliche Brust, Gebärmutter, Darm, Prostata), Früherkennungsuntersuchungen an, die es – bei regelmäßiger Durchführung – ermöglichen, einen Tumor im Frühstadium zu erkennen und eine Behandlung einzuleiten.

Was mindestens genauso wichtig ist: die Signale des eigenen Körpers zu beachten. Ständige Müdigkeit trotz ausreichendem Schlaf, Appetitlosigkeit, Nachtschweiß, Gewichtsverlust ohne Veränderung der Ernährungsgewohnheiten, verminderte Leistungsfähigkeit, Gefühl des Unwohlseins, leichte Schmerzen, die nicht richtig zuzuordnen sind, Veränderungen des Körpers oder seiner Ausscheidungen ohne erkennbaren äußeren Einfluss. Natürlich können all diese Symptome eine mehr oder weniger harmlose Ursache haben, doch sollte man sie beachten und ihnen auf den Grund gehen. Wir sollten keine Nabelschau betreiben, aber für unseren Körper Verantwortung übernehmen.

Diagnosestellung

Was geschieht nun, wenn man wegen eines Symptoms zum Arzt gegangen ist oder bei der »Früherkennungsuntersuchung« ein auffälliger Befund entdeckt wurde?

Zunächst wird der Arzt oder die Ärztin eine gründliche körperliche Untersuchung vornehmen. Das Blut wird auf Gehalt an Blutzellen untersucht, die dann auch differenziert werden in »rote« und »weiße« Zellen sowie Blutplättchen. Außerdem prüft man anhand von einigen Parametern die Funktion der Leber und der Nieren, den Blutzuckerspiegel und den Cholesterinwert. Bei entsprechendem Verdacht werden Zusatzuntersuchungen vorgenommen, z. B. so genannte Tumormarker gesucht. Das sind Stoffe, die oft von Tumoren selbst gebildet werden oder die vermehrt vorhanden sind, falls ein entsprechender Tumor im Körper ist.

Mittels Ultraschall, einer ungefährlichen, nicht invasiven (also nicht in den Körper eindringenden) und — je nach Erfahrung des Untersuchers — sehr aussagekräftigen Untersuchung, kann man den gesamten Bauchraum, das kleine Becken (innere Geschlechtsorgane), den Hals und die Brust untersuchen. Unter Ultraschallkontrolle kann man auch mittels einer feinen Nadel Gewebeproben entnehmen, die mikroskopisch untersucht werden.

Als weitere Methoden stehen die Computertomographie, Röntgen und Kernspintomographie als ebenso nicht invasive Möglichkeiten zur Verfügung. Bei Verdacht auf Erkrankung eines »Hohlorgans« (Magen, Darm, Bronchien) wird man zum Endoskop greifen und hineinschauen, also eine Magen-, Darm-, oder Bronchienspiegelung durchführen. Es gibt noch weitere, komplizierte und sehr spezielle Untersuchungen, auf die hier im Rahmen einer allgemeinen Darstellung jedoch nicht eingegangen werden soll.

Therapiemöglichkeiten

Wurde ein Tumor festgestellt, so wird in den meisten Fällen eine operative Entfernung angestrebt. Je nach Größe und Lage wird die Operation mehr oder weniger umfangreich ausfallen. Manchmal genügt es, nur den Tumor zu entfernen. In anderen Fällen müssen Teile des befallenen Organs oder gar das gesamte Organ entfernt werden.

An die Operation schließt sich in vielen Fällen eine Nachbehandlung an, die individuell festgelegt wird. Bei gewissen Tumorarten wird sich eine Bestrahlung anschließen, um Krebszellen, die noch in der Umgebung des Tumors liegen könnten, abzutöten. Die Chemotherapie hat das gleiche Ziel, wirkt aber im gesamten Körper und kann so auch weit entfernt verschleppte Tumorzellen noch erreichen. (Bei der »Chemotherapie« handelt es sich um Zellgifte, die sich schnell teilende Zellen abtöten.)

Das gemeinsame Prinzip von Bestrahlung und Chemotherapie ist, die schnell wachsenden Tumorzellen abzutöten. Da jedoch ihre Wirkung nicht selektiv (also nur die bösartigen Zellen betreffend) sein kann, werden auch normal schnell wachsende (also sich häufig teilende) Zellen geschädigt. Betroffen sind hiervon vor allem die weißen Blutzellen und die Darmschleimhaut. (Als Nebenwirkungen der Therapie treten eine geschwächte Immunabwehr, Blutungsneigung, Durchfall und Ähnliches auf.)

Krebsarten, die das Blut — bzw. dessen Herstellungsort, das Knochenmark — (Leukämie) oder das Lymphsystem (z. B. Morbus Hodgkin) befallen, kann man nicht mit einer Operation behandeln.

Bei Leukämie gibt es die Möglichkeit der Chemotherapie und — unter gewissen Voraussetzungen — die so genannte Knochenmarkstransplantation. Die wesentliche Voraussetzung dafür ist, dass es einen Spender gibt, dessen Blutzellen an ihrer Oberfläche eine möglichst große Ähnlichkeit mit denen des Erkrankten haben müssen. Dem Spender werden dann (unter Narkose) aus dem Beckenknochen Stammzellen »herausgesaugt« und dem Kranken, dessen eigenes Knochenmark vorher durch radioaktive Bestrahlung »ausgeschaltet« wurde, gefiltert in einer Infusion zugeführt. All dies muss unter hochsterilen Bedingungen geschehen, da die Immunabwehr des Patienten in dieser kritischen Zeit außer Funktion gesetzt ist. Anschließend braucht der Patient meist Medikamente, die die Abstoßungsreaktion des Körpers gegen das fremde Knochenmark verhindern.

Bei Lymphdrüsenkrebs wird oft sehr erfolgreich mit radioaktiver Bestrahlung behandelt. Je nach Ausbreitung und Art kommt auch die Chemotherapie zum Einsatz.

Durch diese Beschreibung der gängigen schulmedizinischen Behandlungsmethoden wurde sicherlich deutlich, dass die eingesetzten Mittel alles andere als harmlos sind. Vielleicht bekommt mancher den Eindruck, dass man den Teufel mit dem Beelzebub auszutreiben versucht. Dieser Eindruck ist, das muss ich hier als Vertreterin der Schulmedizin gestehen, nicht falsch. Trotzdem kommt man bei der Gefährlichkeit der Erkrankung oft nicht drumherum.

Weiterführende Behandlung

Ein Tumor muss entfernt werden — ob nun operativ oder mittels Bestrahlung. Auch wenn eine Operation im wahrsten Sinne des Wortes eine einschneidende Maßnahme ist, kann man heute mittels endoskopischer Chirurgie und Mikrochirurgie/Laserchirurgie oft organerhaltend operieren — z. B. bei Brustkrebs. Ich rate dazu, sich in ein auf die jeweilige Erkrankung spezialisiertes Krankenhaus bzw. Uniklinikum zu begeben — wenigstens, um sich beraten zu lassen. Was jedoch die Nachbehandlung angeht, da gehen die Meinungen vielfach auseinander.

Schulmedizin

In der Schulmedizin gibt es im Wesentlichen die Bestrahlung und die Chemotherapie.

Inzwischen ist allgemein anerkannt, dass das Immunsystem die wesentliche Aufgabe hat, einzelne, verstreute Krebszellen (Mikrometastasen) zu eliminieren. Darum werden immer häufiger auch Interferone (körpereigene Entzündungsboten) eingesetzt, die das

Immunsystem reizen und trainieren sollen. Des Weiteren kommen (inzwischen auch in der »Schulmedizin«) Mistelextrakte und Thymusprodukte zur Anwendung. Durch Überwärmung und künstlich erzeugtes Fieber rückt man den Krebszellen ebenfalls zu Leibe.

Alternativmedizin

Unter dem Begriff »Alternativmedizin« sammelt man alles, was sich in den Methoden und Denkansätzen von der Schulmedizin unterscheidet. Von A wie Akupunktur bis Z wie Zen-Meditation kann man alles finden. Darunter fallen auch Homöopathie, Bachblüten-Therapie (benannt nach dem Erfinder, einem englischen Arzt, Dr. Bach) und die Kinesiologie, die für alle möglichen Leiden eine Lösung anbietet.

Für viele Patienten sind die Therapieangebote der Alternativmedizin sehr verlockend, weil
- sie den Reiz von etwas Neuem haben,
- die Methoden »sanfter« scheinen,
- der Patient — zumindest scheint es so — individuell untersucht und beraten wird,
- sie Heilung oder Linderung versprechen, ohne dass der Patient selbst etwas tun muss. Er wird »genadelt«, ausgetestet, soll Tropfen nehmen. Er gibt sich in die Hand des Therapeuten — genauso wie vorher in die Hand des Arztes.

Anders verhält es sich mit der folgenden Möglichkeit:

Naturheilkunde und ganzheitliche Behandlung

Dieser »alte Zweig« der Medizin wurde von der Schulmedizin leider völlig verlassen und oft belächelt, obwohl die Methoden der Naturheilkunde einem oft jahrhundertealten Erfahrungsschatz entstammen. Wer hat nicht zumindest einmal von Wadenwickeln gehört oder von der Kneipp'schen Wassertherapie, die ohne ausgeklügelte Denkmodelle angewendet werden, und die auch dem biblischen Menschenbild nicht widersprechen.

Wie nutzen wir nun die altbekannten Möglichkeiten für unsere modernen Krankheiten? Was kann ein Mensch, der an Krebs erkrankt ist, von der Naturheilkunde erwarten?

Es ist extrem wichtig, dass der betreffende Patient während der Behandlung mit Strahlen- und Chemotherapie und auch danach alles tut, um seinen Körper optimal zu versorgen. Zuvor habe ich schon einiges genannt, was für jeden wichtig ist (Wasser; gesunde Lebensmittel, die wirklich Vitalstoffe enthalten; Bewegung und ein geordnetes Leben).

In einer absoluten Stress-Situation, wie eine Krebserkrankung und deren Behandlung sie darstellt, genügt dies aber nicht. Spätestens dann sollte man Nahrungsergänzung dem täglichen Speiseplan hinzufügen — hochwertige Lebensmittel, die Vitamine, Mineralstoffe, Spurenelemente und sekundäre Pflanzenstoffe enthalten. Solche Nahrungsergänzungen sind z. B. gute Aloe-vera-Produkte und Pflanzensaftkonzentrate, die es auch getrocknet als Kapseln und Kautabletten gibt.

Stärken Sie Ihr Immunsystem!

— Trainieren Sie es, indem Sie sich wechselnden Reizen aussetzen: Wechselduschen, Kneippgüsse, Bürstenmassage können dazu dienen.
— Bewegen Sie sich viel! Sobald es Ihre Kräfte wieder zulassen, sollten Sie damit beginnen: täglich ein bisschen Gymnastik, um den ganzen Körper einmal einmal zu bewegen. (Sie haben doch bestimmt eine Lieblings-CD, nach deren Klängen Sie sich viel leichter bewegen als ohne Musik!) Gehen Sie — auch im Winter — an die frische Luft. Atmen Sie tief ein. Merken Sie sich den Spruch: »Ein träger Körper macht auch das Abwehrsystem träge!«
— Ein für unseren Körper wichtiges Immun-Organ ist der Darm. Darum müssen wir jede Schädigung des Darms und seiner »Bakterienflora« zu vermeiden suchen. Was ist schädlich? Industriezucker (»Süßigkeiten«), weißes Mehl, zu viel Fett und Fleisch. Durch diese Nahrungsmittel kommt es zu einer Übersäuerung, was dem Darm und allen anderen Geweben schadet. Gut und nützlich sind Vollkornprodukte, frisches Obst und Gemüse. Zucker kann, wenn unbedingt nötig, durch Honig, Süßstoff oder andere, z. B. im Reformhaus erhältliche Produkte ersetzt werden.

Am besten ist eine Vollwert-Ernährung. Erkundigen Sie sich nach neuen Rezepten — es lohnt sich! Denn die moderne Vollwertküche hat durchaus viel mit Genuss zu tun! Falls Sie jahrzehntelang beim Essen eher weniger an Ihre Gesundheit gedacht haben, ist Ihre Darmflora wahrscheinlich etwas durcheinander. Nützliche Bakterien wurden von unnützen und schädlichen verdrängt. Dies kann man im Stuhl untersuchen und gegebenenfalls durch mikrobiologische Therapie normalisieren. Dies nennt man Darmsanierung.
— Produkte, die Ihr Immunsystem stärken, sind: Molkeprodukte, Wirkstoffe aus der Mistel und dem Roten Sonnenhut. Lassen Sie sich von naturheilkundlichen Ärzten beraten!
— Halten Sie schädliche Einflüsse fern. Geben Sie spätestens jetzt das Rauchen auf!
— Sorgen Sie dafür, dass Sie ausreichend Schlaf bekommen — aber nicht den Tag im Bett verbringen. Ausruhen und tätig sein, Entspannung und Anspannung sollten sich so abwechseln, dass Sie sich dabei wohl fühlen. Jede Überlastung, sei es nun durch zu schwere Arbeit, Zeitdruck, »Stress« bei der Arbeit oder in der Familie, wirkt sich negativ auf die Gesundheit aus.
So gilt: Wer rastet, der rostet. Aber auch: Sanfte Reize stärken, starke Reize schwächen. Das bedeutet, dass man nichts übertreiben sollte.

Tun Sie etwas für Ihre seelische Gesundheit!
— Gönnen Sie sich täglich eine Zeit der Stille, wo Sie innehalten und sich besinnen können. Vielleicht fallen Ihnen beim Nachdenken über Ihr Leben Dinge ein, die Sie bereinigen sollten, damit diese Ihr Leben nicht vergiften, verunreinigen. In der Bibel gibt es Aussagen wie:»Lasst die Sonne nicht über eurem Zorn untergehen!«, oder:»Wenn dir klar wird, dass jemand dir etwas vorzuwerfen hat, so geh hin und versöhne dich mit ihm, bevor du vor Gottes Angesicht erscheinst« (frei übersetzt).
— Fangen Sie an, mit Gott zu reden. Ihm können Sie all das sagen, was Ihnen das Herz schwer macht — auch Dinge, die Sie nie einem Menschen sagen würden. Sprechen Sie es aus vor dem

lebendigen Gott, der wirklich Interesse an Ihnen hat und Ihnen begegnen will, wenn Sie sich danach sehnen. Sagen Sie auch »Danke!« für eine noch so kleine Freude! Dies vertreibt düstere Gedanken und Hoffnungslosigkeit. (Und dies ist wiederum gut für Ihr Immunsystem!)

— Wenn Ihnen zum Weinen zu Mute ist, dann tun Sie das ruhig auch, doch passen Sie auf, dass Ihre Gedanken nicht in einen negativen Strudel geraten, der Sie weiter nach unten zieht. Denken Sie an gute Neuigkeiten, an (noch so kleine) Erfolge. Versuchen Sie doch einmal Ihre Gefühle aufzuschreiben!

— Leben Sie zielbewusst! Dazu gehören große und kleine Ziele, die Sie erreichen wollen. Zunächst hat das mit der gewichtigen Frage zu tun: Wozu lebe ich? Ich möchte jedem Mut machen, diese Frage mit dem zu klären, der jeden von uns gemacht hat.

— Nehmen Sie sich wieder Dinge vor: Planen Sie einen Ausflug, pflegen Sie ein kreatives Hobby, laden Sie jemanden ein, besuchen Sie einen Kursus.

— Verkriechen Sie sich nicht, sondern pflegen Sie weiterhin Freundschaften. Lassen Sie nicht zu, dass Ihre Krankheit Sie beherrscht. Sie sollen sie nicht verdrängen, aber ihr auch nicht mehr Raum geben als unbedingt nötig.

— Falls Sie doch viele Fragen zu Ihrer Erkrankung haben und viel darüber reden möchten, schließen Sie sich einer Selbsthilfegruppe an. Ihr Arzt kann Ihnen bestimmt Ansprechpartner nennen.

Zum Schluss möchte ich Ihnen noch ein Wort aus dem Buch des Propheten Daniel mitgeben: *Fürchte dich nicht, du von Gott geliebter Mensch! Friede sei mit dir! Sei getrost, sei getrost!*

Die Krankheit hat deine Pläne durchkreuzt.
Du spürst, dass du nicht alles planen kannst.
Du hast keine Garantie auf lauter gesunde Jahre.
Es ist nicht selbstverständlich,
dass du immer gesund und bei guten Kräften bist.
Die Krankheit zeigt dir,
dass du auf Gottes Hilfe angewiesen bist.
Du bist aber auch dabei in Gottes guter Hand.
Ich wünsche dir,
dass du trotz deiner Krankheit
und gerade in deiner Krankheit
seine Hand als gütig und zärtlich erfährst.
Lass dich von den Menschen pflegen,
genieße ihre Liebe und Zärtlichkeit
und erfahre darin,
dass Gott selbst liebevoll und zärtlich ist zu dir.

Anselm Grün

Das Wort »trauern« kommt von einem alten Wort für »fallen«.
Trauer lässt niedersinken, kraftlos werden.
Trauer zieht nach unten.
In der Trauer lässt du den Kopf sinken.
Sie raubt dir alle Kraft.

Das Wort »Trost« dagegen kommt von Treue,
von Festigkeit.
Trost gibt Halt mitten in der Trauer,
mitten in der Kraftlosigkeit.
Trost stellt dich wieder auf festen Grund.
Was kann dir Trost schenken?
Was gibt dir einen festen Grund?
Es gibt Menschen in deiner Nähe, die fest zu dir stehen.
Gott ist ein zuverlässiger Grund, auf dem du stehen kannst.
Gott ist mitten in deiner Trauer.
Er gibt dir Halt,
wenn du dich von ihm halten lässt.

Anselm Grün

Aspekte aus Sicht der Psychologie

DIPL.-PSYCH. SUSANNE KESTING,
ANGELIKA RÜHLE

Die Erkrankung —
ein biographischer Einschnitt

»Sie haben Krebs!« Auf diese Mitteilung, diese Nachricht reagiert jeder Mensch anders.

Die Reaktionen reichen von Nicht-wahr-haben-wollen über Entsetzen, Angst, Verzweiflung oder auch Ignoranz und Verdrängung. Menschen sind durch diese Krankheit zutiefst — zu Tode — erschreckt. Unzählige Fragen mit wenig oder unbefriedigenden Antworten drängen sich auf. Man sieht sich konfrontiert mit einer lebensbedrohlichen Situation. Durch ungenaue oder falsche Vorstellungen, durch Fehlinformationen und mancherlei Darstellung in unseriösen Medien kann leicht der Eindruck entstehen, bei der Diagnose »Krebs« sei ein Mensch am Ende angekommen. Am Ende seines Lebens, seiner Träume, seiner Hoffnungen und Pläne.

Krebs ist eine schwer wiegende Erkrankung. Sie kann, aber sie muss nicht unausweichlich zum Tod führen. Und trotzdem: Die Diagnose bedeutet einen tiefen Einschnitt in die bisherige Existenz des Menschen. Und auch seiner Angehörigen!

Das Leben in allen Bezügen verändert sich dadurch.

Von einem Moment auf den anderen wird aus dem Menschen mit seiner Geschichte, seinem Beruf, seiner Familie, seinen Plänen — also seiner gesamten Biographie — ein »Patient«.

Gleichsam zu einer Markierung im Leben wird die Zeit eingeteilt: »das Leben vor der Krebsdiagnose« und »das Leben danach«.

Mit dieser Erkrankung geht der Verlust der Unbeschwertheit, der Verlust der Illusion der Unsterblichkeit einher. Hinterfragt wird, was zuvor selbstverständlich zum alltäglichen Leben dazugehörte.

- Angst vor Schmerzen, ihrer Macht und vor dem drohenden Verlust der Kontrolle über sich selbst.
- Tiefe Angst vor dem eigenen Unbewusstsein und davor, wie die Krankheit die eigene Identität und Verhaltensweisen verändert.
- Angst vor einer Sinnlosigkeit des eigenen Lebens, die Lebenszeit nicht ausgenutzt zu haben, nicht mehr ausnutzen zu können.
- Angst vor einem Rezidiv: ein erneuter Metastasenbefund könnte einen vermeintlichen Sieg über die Krankheit gefährden und kann den Mut zu leben lähmen.
- Ängste um die Angehörigen: Was wird aus den Kindern, dem Partner ...?
- Angst vor den Folgen der Krankheit wie Arbeitsunfähigkeit, finanzielle Engpässe usw.
- Angst vor dem Krankenhaus, vor unverständlichen Fachausdrücken mancher Ärzte usw.

Parallel zur Angstbewältigung kommt für den Erkrankten die wichtige Aufgabe hinzu, seine Verluste, die ihm die Krankheit Krebs zugefügt hat, zu erkennen und zu benennen.

Es geht um den Verlust der Gesundheit, der körperlichen Unversehrtheit (z. B. bei Brustamputationen), der Schaffenskraft und Leistungsfähigkeit, um den Verlust von Zukunftsperspektiven usw.

Das Bewusstsein über diese Verluste führt zur Trauer oder großer Niedergeschlagenheit. Die daraus folgenden Trauerprozesse sind schwere Aufgaben für den Erkrankten und seine Angehörigen.

Die Erkrankung — Umgang und Bewältigung für Erkrankte und deren Angehörige

Die Individualität jedes Menschen lässt es nicht zu, jemanden schematisch in seinen Reaktionen und Vorgehensweisen festzulegen. Jeder Mensch erlebt anders, hat unterschiedliche Bedürfnisse und Angewohnheiten, seine Wünsche und Empfindungen vorzubringen. Erst recht hat ein Erkrankter seine ihm angemessene, originäre Art und Weise mit diesem Lebenseinschnitt und -abschnitt umzugehen.

Dennoch lassen sich verschiedene Phasen in der emotionalen Krankheitsverarbeitung feststellen.

Den nachfolgend beschriebenen Phasen (gilt besonders für die nachfolgende Übersicht auf S. 44/45) ist unbedingt anzumerken, dass nicht bei jedem Erkrankten jede Phase vorkommen muss, dass sich die eine oder andere Phase wiederholen oder auch die Reihenfolge variabel sein kann.

In der *1. Phase* geht es um die Bewältigung der Mitteilung der Krebsdiagnose. Der Patient zieht sich oft zurück und möchte über diese Diagnose nicht sprechen.

Angehörige sollen sich davon nicht entmutigen lassen und sich ihrerseits nicht ebenfalls zurückziehen. Sie werden an sich selbst erleben, wie viele Ängste diese Krankheit auch bei ihnen weckt und wie schwer es fällt, darüber offen zu reden. Ein Gefühl der Hilflosigkeit macht sich breit. Auch wenn der Kranke nicht in der Lage ist und es ablehnt, über sich und die Gefühle zu sprechen, braucht er doch dringend die Nähe der Angehörigen.

Während der *2. Phase* treten heftige Gefühle wie Zorn, Wut und Verzweiflung auf. Die »Warum-Fragen« werden gestellt: »Warum ich?«, »Warum jetzt?«, »Warum so?«

Die Erkrankung wird als ungerecht und als unkontrollierbar erlebt. Das Gefühl der Ohnmacht entlädt sich manchmal als Wut gegenüber den Angehörigen, den Behandelnden, Pflegenden, dem Schicksal, Gott.

Die erste Reaktion eines Angehörigen mag dann sein, den Erkrankten allein zu lassen, denn schließlich ist der Angehörige schuldlos und hat vielleicht alles in seiner Macht stehende versucht.

Umso wichtiger werden in dieser Zeit Menschen, die dableiben, diese Stimmungen aushalten; Menschen, die sich an dem Gedanken festhalten, dass die Angriffe nicht auf sie persönlich gemünzt sind, sondern sich gegen die Krankheit richten.

Für den Kranken ist es nötig, die Krankheit und die damit verursachten Probleme zu bejahen. Eine Reihe psychischer Aufgaben ist zu leisten, neue Kompensationsmechanismen zu entwickeln und Bewältigungsstrategien aufzubauen.

Für einige Betroffene ist es hilfreich, wenn sie mentale Techniken einsetzen mit dem Ziel, ihre körperliche Abwehr zu mobilisieren. Obwohl die medizinische Wirksamkeit dieser Methoden umstritten ist, kann sie auf der psychischen Seite eine Entlastung sein. Der Erkrankte gewinnt das Gefühl, selbst etwas für seine Gesundung tun zu können, also aus dem passiven »behandelt werden« in ein aktives Mitwirken zu wechseln.

Viele Erkrankte belastet es, wenn sie auf Grund der Erkrankung und aufgrund der Therapie zu Hause körperlich oder geistig nicht mehr so leistungsfähig sind, wie zuvor. Mitunter plagen sie auch Niedergeschlagenheit oder Mutlosigkeit oder das Gefühl, nicht mehr vollwertig zu sein. Besonders Frauen, die jahrelang ihre eigenen Wünsche und Bedürfnisse zurückgestellt hatten, um für ihre Familie da zu sein, tun sich schwer damit, nicht mehr soviel wie früher leisten zu können. Menschen, die sich jahre- oder jahrzehntelang stark mit ihrem Beruf identifiziert haben und diesen nun nicht mehr ausüben können, fühlen sich nun überflüssig. Angehörige können hier ermutigen, dass man ohne schlechtes Gewissen auf die eigenen Bedürfnisse achten darf und soll.

In einer 3. *Phase*, sofern die Krankheit fortschreitet oder sich absehen lässt, dass Heilung nicht mehr möglich ist, folgt die Erkenntnis des Erkrankten, dass er sterben muss. Häufig wird in dieser Zeit um Aufschub gehandelt — sei es mit dem Schicksal, sei es mit Gott, um wichtige Aufgaben vor dem Tod zu vollenden, um Ereignisse noch zu erleben, um diesen oder jenen Abschluss zu erzielen.

Wie gut sind hier Menschen an der Seite, die diese Vorhaben unterstützen, Mut machen und den Lebenswillen stärken für die Zeit, die noch bleibt. Das bedeutet nicht, unberechtigte Hoffnungen zu machen, oder der Wahrheit des anstehenden Todes nicht ins Gesicht zu sehen. Meistens spürt der Erkrankte selbst am besten, woran er ist. Er braucht Nähe, Unterstützung und Wärme — und vor allem offene Gespräche.

Angehörige und Freunde sollten den Gesprächen über Sterben und Tod nicht aus dem Weg gehen, für den Erkrankten sind sie wichtig. Es beruhigt, wichtige Angelegenheiten für den Fall des Todes geklärt zu haben. Viele Angehörige machten in dieser letzten und schwersten Phase diese Erfahrung: Krebspatienten sind Trostsuchende und Tröstende zugleich.

Eine Übersicht über die Phasen schwerer Krankheiten und des Sterbens

Zusammengestellt von:

ALEXANDER RÜBELMANN, DIPL-PSYCH.

Die nachfolgend skizzierten Phasen können einer groben Orientierung dienen, keinesfalls sind sie als Verlaufsplan einer Erkrankung geeignet. Nicht jeder Erkrankte durchlebt alle Phasen, manche wiederum mehrfach oder in unterschiedlicher Reihenfolge. Die Stärke dieses Phasenmodells liegt darin, bestimmte Verhaltensweisen von Kranken zu verstehen, einzuordnen und ihnen besser zu begegnen. Gerade auch für Pflegende und Angehörige mag diese Tabelle hilfreich sein.

Phasenübersicht

Verleugnung, Isolierung vom Affekt	Zorn	Verhandeln	Depression	Zustimmung
»Nein, nicht ich!«	»Warum ausgerechnet ich?«	»Noch nicht jetzt!«	»Was bedeutet das für mich?«	»Ja!«
Erkrankte in dieser Phase verleugnen den Ernst ihrer Lage.	Erkrankte hadern mit ihrem Schicksal, mit den Ärztinnen/Ärzten und Angehörigen.	Erkrankte und Sterbende versuchen durch Verhandeln das Unvermeidliche hinauszuschieben.	Sterbende erleben große Trauer und Niedergeschlagenheit.	Der/die Sterbende nimmt sein/ihr Schicksal an.
– »Vergessen« der Diagnose – Schmieden von unrealistischen Zukunftsplänen – so tun, als sei nichts passiert – Erleben »neben sich zu stehen« (»Isolation«)	– ungerechtfertigte Vorwürfe, keiner kann es ihm/ihr Recht machen – Zorn, Groll, Wut, aber auch Neid auf länger Lebende	– Ablegen eines Gelübdes vor Gott – Versprechungen gegenüber dem ärztlichen und pflegerischen Personal	*1. reaktiv* – Trauer des Sterbenden über erfolgte Verluste – Schuldgefühle *2. vorbereitend* Trauer über bevorstehende Verluste (antizipierte Trauer)	– großes Schlafbedürfnis, Erschöpfung – fast frei von Gefühlen – wenig Interesse an der Außenwelt – hochsensibel für Verhalten der Umgebung
			Lebensbilanzierung	
↑ Ertragen der Wirklichkeit	↑ Ausdruck von Wut über sein/ihr Schicksal	↑ Lebensverlängerung: Miterleben eines bestimmten Ereignisses	↑ Abschied nehmen	↑ Abschluss

Hilfreiches Verhalten von Angehörigen und Pflegenden

Pflegende sollen die Verleugnung als Signal sehen, dass die Sterbenden die Wahrheit noch nicht verkraften können.	Pflegende sollen Aggressionen nicht »persönlich« nehmen, sondern als notwendige Situationsverarbeitung sehen.	Pflegende sollen unrealistische Hoffnungen nicht bestärken, aber die für die Sterbenden nötige Hoffnung auch nicht nehmen.	Pflegende sollen nicht »aufmuntern«, sondern zum Trauern ermutigen.	Pflegende sollen los-, aber nicht im Stich lassen.
– weder konfrontieren, noch unrealistische Zukunftspläne bestärken – Akzeptieren, Aushalten, Abwarten – Gesprächsbereitschaft signalisieren	– Zuhören – Standhalten, nicht im Stich lassen – den Sterbenden die Möglichkeit geben, den Zorn abreagieren zu können – auf gerechtfertigte Vorwürfe entsprechend reagieren	– Verstehen, aber nicht beteiligen – unrealistische Hoffnungen vorsichtig auf das »Mögliche« hinlenken – Mitarbeit der Sterbenden fördern (stärkt Selbstwertgefühl und Vertrauensverhältnis)	– verfügbar bleiben, aber sich nicht aufdrängen – selbst die Trauer aushalten lernen – bei der Klärung persönlicher Angelegenheiten unterstützen (z. B. auf Wunsch Notar benachrichtigen)	– Mit-sein, Da-sein – Gesten reden lassen – den Angehörigen zum Gespräch zur Verfügung stehen

Verweigerung — **Hoffnung** — **Annahme**

| aktive Verweigerung | aggressive Verweigerung | partielle Verweigerung | depressive Verweigerung | bewusste/verklärte Annahme |

Krisen sind keine Katastrophen

Möhren, Eier und Kaffeebohnen

Es ging ihr nicht so gut. Sie erzählte es ihrem Vater. Der ging mit ihr in die Küche. Dort setzte er drei Töpfe mit Wasser auf den Herd. In den ersten warf er ein Bündel Möhren, in den zweiten legte er ein paar Eier, in den dritten schüttete er eine Hand voll Kaffeebohnen.
Zwanzig Minuten später nahm er die Töpfe vom Herd und legte die Möhren in eine Schüssel, die Eier auf einen Teller. Aus dem dritten goss er duftenden Kaffee in eine Tasse.

Die Möhren, erst hart und holzig, waren weich geworden. Die Eier, erst zart und zerbrechlich, waren nun fest und widerstandsfähig. Die Kaffeebohnen hatten sich selbst kaum verändert, aber das Wasser.
»Was bist du?«, fragte der Vater seine Tochter. »Eine Möhre, ein Ei oder eine Kaffeebohne?«

Und dann erklärte er ihr, was das alles mit ihrer schweren Situation zu tun hatte.
»Der eine wird durch schwere Lebensphasen weich, wird offen für Gottes Gnade und seine Barmherzigkeit, offen auch für andere Menschen. Lernt gnädiger und barmherziger mit ihnen umzugehen. Und mit sich selbst.
Ein anderer wird durch schwere Lebensphasen krisenfest, lernt Ausdauer, wird vielleicht sogar einer, der anderen Halt geben kann. Und ein Dritter geht durch solche Phasen scheinbar unbeeinflusst und unerschüttert. Aber er verändert seine Umgebung.
In jeder Krise arbeitet Gott an dir. Liebevoll und fürsorglich. Verändert er dich. Und deine Umgebung gleich mit. Krisen sind keine Katastrophen. Gott meint es immer gut.«

Jürgen Werth

II Erfahrungsberichte

Meine Zeit
steht in Gottes Händen

GERTRUD BROSI

Für mich galt dies ganz besonders für die Zeit des Jahres 2000!
Meine Frauenärztin schickte mich zu einer speziellen Brustuntersuchung (Mammographie).
Der untersuchende Arzt rief mich nochmals ins Behandlungszimmer. Bis dahin war ich noch ziemlich gelassen. Aber als er ein zweites Mammogramm machte, ein zweites Mal Ultraschall, wusste ich: »Jetzt ist etwas nicht in Ordnung.«
Während ich noch in der Umkleidekabine war, zwischen Tür und Angel, teilte er mir mit: »Gehen Sie bitte zu Ihrer Ärztin, Sie brauchen eine OP, es stimmt etwas nicht, das könnte schnell bei Krebs enden.« Diese so lieblos mitgeteilte Diagnose traf mich hart.
Am gleichen Tag gab ich die Unterlagen bei meiner Frauenärztin ab und sie bestätigte: »Sie haben Krebs!«
Wie ich nach dieser Nachricht heimfuhr, weiß ich heute nicht mehr.
Zu Hause heulte ich erst mal los. Ich war allein. Mein Mann war für die ganze Woche weggefahren. Am Telefon bot er an, sofort zu kommen. Ich lehnte jedoch ab. »Jetzt können wir sowieso nichts machen, wer weiß, wann ich dich nötiger bei mir brauche.«
Wenig Tage später wollte die Ärztin mir den Operationstermin mitteilen. Sie »überraschte« mich mit ihrem Anruf im Bett: »Was machen Sie im Bett?«, fragte sie erstaunt. »Es lohnt sich für mich nicht aufzustehen«, war meine Antwort. Energisch und streng wies sie mich zurecht: »Aber raus! Stehen Sie sofort auf!« Auf ihre Anweisung hin zog ich mich an und machte mich auf den Weg in den Gebetskreis, den ich an diesem Vormittag immer besuchte.

Von vornherein machte ich nie ein Geheimnis aus meiner Erkrankung, ich erzählte davon. Manche haben liebevoll »kontrolliert«, ob ich morgens aufstand, indem sie täglich bei mir anriefen.

Die eine Woche bis zum angesetzten Operationstermin war schwer. Ich bekam gar nicht alles um mich herum mit, nahm alles nur verschwommen wahr, wie durch einen Nebel verhüllt.

Es war eigenartig: Schon vor Beginn dieser Krankheitsgeschichte hatte ich eine plötzlich aufgetretene Angst. Es war eine unkonkrete, eher dunkle Befürchtung. Ich fürchtete ich mich vor Schmerzen; schon viele Schmerzen hatte ich im Lauf meines Lebens ertragen müssen. »Herr«, betete ich, »bewahre mich vor Schmerzen. Du weißt doch: Ich kann bestimmt keine mehr aushalten.«

Als ich dann die Diagnose »Mammakarzinom« in Händen hielt, wurde meine Angst fassbar und bedrohlich.

Eine Angst war, dass ich nicht mehr lange leben würde und meine Familie verlassen müsste.

Weitere Ängste plagten mich: wieder Schmerzen, wieder Operationen. Und dazu noch eine Chemotherapie! Das war das Allerschlimmste, was ich mir für mein Leben vorstellen konnte!

Der Tag der Operation kam. Allerdings mit Hindernissen. Mehrere Notfälle kamen zuvor und ich musste unwahrscheinlich lange warten. Mit großer Gelassenheit konnte ich das annehmen und spürte eine große Ruhe und ein Getragensein. Von den Geschwistern aus unserem Hauskreis wusste ich, dass sie zur gleichen Zeit für mich beteten.

Darüber bin ich bis heute noch absolut erstaunt: Ich wachte aus der Narkose mit einer ungeheuerlichen Lebensfreude auf! Wie gut erinnere ich mich an diesen ersten Kaffee am Morgen danach! Ich war so glücklich, da ich auch keine Schmerzen verspürte.

Nun, am zweiten Tag kam es! Die Aufforderung: »Raus zum Waschen.« »Das kann ich nicht! Die Wunde ansehen, die fehlende Brust? Ich kann nicht!«

Wiederum half mir das Wort einer energischen Frau, der Schwester: »Wenn das der Preis fürs Leben ist, dann akzeptieren Sie das jetzt und sofort!«

»Ja«, dachte ich. »Wenn das der Preis fürs Leben ist. Es stimmt ja, ich kann meine Arme, meine Beine bewegen, ich kann noch soviel tun. Es fehlt ein Stück von mir, ein wichtiges Teil von mir und dennoch bin ich noch soviel mehr! Alle anderen Organe habe ich noch und sie sind in Ordnung. Ja, so kann ich auch leben!«

Also war für mich das morgendliche Waschen dran. Nach dem Motto: Augen zu und durch? Nein, die Augen waren offen. Aber zum Glück war die Wunde verklebt. Doch es ist bis heute so: Ich sehe die Narbe. Mir fehlt ein Stück. Nicht immer, aber manchmal empfinde ich Trauer. Mir hilft der Satz dieser Schwester: »Es ist der Preis fürs Leben.«

Noch gleich im Krankenhaus besuchte mich die Prothetikberaterin. Sie vermaß mich und sprach mit mir über die Prothese.

Bald war ich schon wieder zu Hause und lag im Bett und grübelte. Vom Grübeln kam ich ins Beten. Meine erste Chemo stand bevor. Ich fragte Gott: »Was kommt hier alles auf mich zu? Werde ich das alles aushalten? Es liegen Berge vor mir und du weißt, ich bin kein Bergsteiger.«

Da kam mir sofort kam ein Erlebnis vor Augen: ein Wochenendausflug mit Freunden in den Bergen. Ich hatte große Schwierigkeiten, den Berg hoch zu kommen. Langsam, Schritt um Schritt habe ich es dann doch geschafft und oben zur Belohnung die schöne Aussicht genießen können. Gott zeigte mir mit dieser Erinnerung: »Genauso musst du durch. Schritt um Schritt. Und denke an die Belohnung!«

Dies half mir, den Blick nach vorn zu wenden. In kleinen, erreichbaren Etappen den Weg zu sehen, und nicht als die unbezwingbar scheinende, gesamte, große Wegstrecke.

Gott geht mit. In diesem Wissen konnte ich Chemotherapie, 28 Bestrahlungen und nochmals Chemotherapie durchstehen. Von Chemo zu Chemo sagte ich mir: »Gott geht mit. Menschen können immer nur ein Stück begleiten.« Musste ich in den Operationssaal, dann wusste ich: »Es geht keiner mit!« Ich wusste: »Wenn du auf dem Strahlentisch liegst, da geht keiner mit, die Tür wird verrammelt. Du bist allein. Kein Mensch kann noch Hilfe geben.«

In jeder Beziehung bin ich auf Gottes Gnade, seine Nähe angewiesen. Wie gut, dass Gott sagt: »Ich bin bei dir!« Bei dir auf dem kalten

Tisch. Bei dir, wenn alle den Raum verlassen und die Strahlungen beginnen. »Ich bin bei dir!«

So betete ich dort auf diesem Bestrahlungstisch: »Jetzt liege ich hier. Ausgeliefert wie die drei Freunde Daniels einst im Feuerofen komme ich mir vor. Die gefährlichen Strahlen sind um mich herum. Schütze du mich hier und alles von mir, was es zu erhalten gilt.«

Gegen Ende verursachten einige verbrannte Stellen am Arm ziemlich starke Schmerzen. So musste ich mit mir kämpfen, als die nächste Chemo-Etappe anstand.

Nicht immer fiel mir das Vorwärtsblicken leicht, denn gleichzeitig schaute ich auch noch zurück auf meine Vergangenheit: Als die Diagnose kam, stand plötzlich meine Schuld vor mir. Ich erinnerte mich:

Eines Nachts hatte ich in der betroffenen Brust schrecklich starke Schmerzen. Am nächsten Morgen ging ich dennoch nicht zum Arzt. Da hatte ich mich schuldig gemacht — vor Gott meinem Mann und den Kindern.

Ich hatte Schuldgefühle, weil ich nicht mit meinem Körper umging, wie es Gott in seinem Wort sagt: Unser Leib ist ein Tempel des Heiligen Geistes. Dazu gehörte auch, auf mich zu achten, nach meiner Gesundheit zu schauen.

Ich ging selten spazieren, ich arbeitete fleißig im Garten mit dem Argument: »Das ist doch auch frische Luft.«

Ich wusste, was meiner Seele gut getan hätte, aber alles andere war immer wichtiger. Ich hätte auf die Anzeichen hören sollen, die vorhanden waren. Das war leichtsinnig.

Zwar tastete ich ab, ich hatte Schmerzen, ging aber nicht zum Arzt. Ich war zu beschäftigt mit vielen anderen Dingen.

Mir wurde nun klar: Letzten Endes zählt eben doch nicht nur, was ich leiste und arbeite.

Ich erkannte, dass ich mich oft an so manchen perfekten Freundinnen orientiert hatte, ihnen nachgeeifert und sie zum Maßstab genommen hatte, ohne zu bemerken, wie sehr ich dadurch in Druck geraten bin.

Die Chemos stand ich mit dem großen Ziel im Blickfeld durch: »Am Ende kann ich zur Kur fahren. Die Kur wird das Ende der schlimmen Geschichte sein!« Ich strebte Erholung von den Strapazen an. Allerdings musste ich hier eine wichtige Lektion lernen: Nach der Kur ist nämlich nicht alles vorbei. Es wird nie mehr sein wie zuvor. Wenn diese Kur beendet ist, gehe ich in einen neuen Lebensabschnitt hinein. Ein Leben, das durchdrungen ist von Terminen und Nachsorgeuntersuchungen.

Ein Leben, das auch mit der Befangenheit der anderen klarkommen muss.

Mit dieser niederschmetternden Erkenntnis kehrte ich nach Hause zurück. Kein Wunder, dass ich niedergeschlagen und enttäuscht war. Wieder einmal erfuhr ich, wie treu andere Christen für mich beteten und Gott dieses Gebet erhörte. Er schenkte mir neuen Lebensmut und neue Lebensfreude.

Und die hatte ich bitter nötig. Denn bei allem was ich tat, überlegte ich: »Macht das noch Sinn? Lohnt es sich, noch einen neuen Mantel anzuschaffen?« Bei jedem Stück, das ich einkaufte, fragte ich mich: »Für wie lange? Wann bricht die Krankheit wieder aus?«

Oder da war die Situation bei einem Fest im Familienkreis: Die anderen befürchteten zu fröhlich zu sein. Sie hatten Musik bestellt und bekamen Bedenken wegen mir. Sollten sie zurückhaltender feiern? »Noch lebe ich«, war meine Antwort. Und es wurde ein gutes Fest. Jeder sollte in dem Bewusstsein leben, dass es sein letzter Tag sein könnte. Nicht nur der Krebskranke!

Krebs gleich Tod. Auf diesen einfachen Nenner brachten es einige meiner Mitmenschen. Sicher bedeutet für jeden Betroffenen diese Diagnose erst mal ein Damoklesschwert, das über einem schwebt und herabstürzen kann. Das Todesurteil steckt dahinter. Aber ich erfuhr: Krebs zu haben, ist ein Makel. Ich empfand es, als ob manche vor mir davonrannten. Mit allen anders Erkrankten kann man umgehen, weshalb ausgerechnet nicht mit Menschen mit Krebs? Ist es die Riesenangst, selbst daran zu erkranken? Früher betete ich oft für solche Menschen, von denen ich es erfuhr. Aber ich gestehe, dass ich es selbst auch umging, mit ihnen zu sprechen.

Für mich selbst machte ich mir klar: Ich konnte 50 Jahre lang leben ohne Not, ich bin dankbar für meine Ehe, für meinem Mann. Wir erlebten viel Gutes, auch mit unseren Kindern und ich bin dankbar für ihre Gesundheit. Gott hat mich sehr beschenkt. Wenn es einmal mit mir zu Ende geht, kann ich für ein erfülltes Leben danken.

Immer wieder taucht die Angst vor dem Sterben auf, aber dieser Gedanke trägt:
Meine Zeit steht in Gottes Händen.

Du bist am Ende nie allein!

Deine Tage stehn in Gottes Händen,
seine Gnade sie wird niemals enden.
Christus wird Grund deiner Zuversicht sein:
Du bist am Ende nie allein.

Deine Sorge soll dich nicht verzehren,
deine Ängste soll'n dich nicht zerstören.
Keine Verzweiflung wird hoffnungslos sein:
Du bist am Ende nie allein.

Deine Fragen soll'n dich nicht durchbohren.
Deine Klagen gehen nicht verloren.
Keine Verzweiflung wird hoffnungslos sein:
Du bist am Ende nie allein.

Deine Fehler soll'n dich nicht beladen.
Dein Versagen kann dich nicht verklagen,
Christus wird Grund deiner Zuversicht sein:
Du bist am Ende nie allein

Deine Tage stehn in Gottes Händen.
Seine Gnade, sie wird niemals enden.
Christus wird Grund deiner Zuversicht sein:
Du bist am Ende nie allein.

Martin Buchholz

Diagnose: Hoffnungslos?

MARGARETE RUMMEL

Lebenssituation vor der Krankheit

»Das Leben ist ja so schön«, dachte ich, als ich den Buggy mit meinem acht Monate alten Sohn Benjamin von dem Dorf, in das wir vor kurzem gezogen waren, zur nahe gelegenen Stadt schob, um meinen Mann von der Arbeit abzuholen und einkaufen zu gehen, in der wunderschönen Altstadt zu bummeln, vielleicht noch ein Eis zu essen.

Wir waren fast zwei Jahre verheiratet, hatten einen gesunden, goldigen Sohn und mein Mann hatte gerade die Arbeitsstelle bekommen, die er sich gewünscht und um die wir so heftig gebetet hatten. Wir waren an einen Ort gezogen, an dem wir uns wohl fühlten und hatten auch schnell Anschluss an die örtliche Kirchengemeinde, mit der mein Mann auch beruflich verbunden war, gefunden. Durch den Hauskreis, in dem wir offen aufgenommen wurden, bekamen wir auch bald einen Freundeskreis. All das hatte uns an unserem vorigen Wohnort gefehlt. Verwandte, mit denen wir sehr guten Kontakt hatten, lebten ebenfalls hier. Gott meinte es wirklich gut mit uns.

In der folgenden Zeit lebten wir uns immer mehr ein, nahmen aktiv am Gemeindeleben teil, mein Mann fühlte sich in seinem Beruf wohl, und ich begann zu überlegen, wo ich mich in der Gemeinde als Mitarbeiterin einbringen könnte.

Wäre es vielleicht nicht auch an der Zeit an ein zweites Kind zu denken?

Im Frühjahr darauf wurde Martin krank. Eine fiebrige Erkältung — nichts Ungewöhnliches für die Jahreszeit, ein wenig das Bett hüten, ein paar passende Medikamente einnehmen und es ist wieder vorbei. Aber die Erkrankung zog sich hin.

»Vielleicht sollte man vorsichtshalber einmal die Lunge röntgen, um eine Lungenentzündung auszuschließen«, meinte unser Hausarzt — aber ganz dringend notwendig wäre es wohl nicht und der Radiologe hatte gerade auch keinen Termin frei.

Es wurde nicht besser. Mal war das Fieber weg und Martin konnte zur Arbeit gehen, dann war es wieder da. Die Erkältungssymptome verschwanden auch nicht.

Über die Osterfeiertage war es so schlimm, dass wir einen Vertretungsarzt aufsuchen mussten. Er untersuchte Martin gründlich, machte auch eine Blutsenkung und stellte fest, dass die Leukozyten, die weißen Blutkörperchen im Blut, erhöht waren. Irgendwo im Körper musste ein Entzündungsherd stecken. Der Arzt vermittelte uns innerhalb kürzester Zeit einen Termin bei einem Radiologen in unserer Stadt, um die Lunge zu röntgen.

Diagnose

Gemeinsam suchten wir zum vereinbarten Röntgentermin die Praxis des Röntgenarztes auf. Besonders große Sorgen machten wir uns nicht — vielleicht eine beginnende Lungenentzündung. Martin wurde aufgerufen, der Brustkorb wurde geröngt, und wir wurden gebeten, wieder im Wartezimmer Platz zu nehmen. Der Arzt wollte die Bilder sofort ansehen und uns seinen Befund gleich mitteilen.

Schon als wir dann ins Besprechungszimmer gerufen wurden, hatten wir den Eindruck: »Irgendetwas ist nicht in Ordnung.« Der Arzt zeigte uns die Röntgenbilder und machte uns auf runde Flecken auf der Lunge meines Mannes aufmerksam: Metastasen — Ableger eines Tumors, der sich irgendwo in Martins Körper befinden musste.

Von einem Augenblick auf den anderen war unser ganzes Leben auf den Kopf gestellt. Der Schock war so groß, dass wir im ersten Moment die Tragweite gar nicht erfassen konnten. Alles ging so schnell, wir kamen gar nicht zum Nachdenken. Direkt von der Praxis des Röntgenarztes ging es zu unserem neuen Hausarzt, der schon

Bescheid wusste. Die Eltern, Schwiegereltern und Freunde mussten informiert, Benjamin bei Freunden untergebracht werden. Bereits am selben Tag noch fuhren wir nach Heidelberg, wo Martin in der Universitäts-Klinik voruntersucht wurde – ein großer Tumor im Bauchraum wurde festgestellt, ein schnell wachsendes Hodenteratom. Martin sollte sofort in der Klinik bleiben.

Aber das war noch nicht alles. Weitere Untersuchungen ergaben, dass Metastasen nicht nur in der Lunge, sondern auch in der Leber vorhanden waren. Die Krebserkrankung war bereits weit fortgeschritten und schritt schnell voran, sodass so rasch wie möglich mit der Therapie begonnen werden sollte. Das alles passierte so schnell hintereinander. Wir hatten überhaupt keine Zeit, uns erst mit der neuen Lebenssituation auseinander zu setzen. Viele Dinge waren zu erledigen, zu organisieren. In der folgenden Zeit sollte unser Lebensrhythmus von der Krankheit bestimmt werden. Ich las Bücher über Krebserkrankungen, informierte mich über Therapien und setzte mich mit dem Für und Wider verschiedener Behandlungsmethoden auseinander. Vier Zyklen einer extrem starken Chemotherapie waren vorgesehen, um Tumor und Metastasen zu verkleinern, damit danach die Tumor- und Metastasenreste operativ entfernt werden konnten. Über den zeitlichen Rahmen ließen die Ärzte uns auch nicht im Unklaren: »Ein Jahr wird es schon dauern, bis Sie wieder gesund sind.« Aber sie machten uns auch Mut: »Die Aussichten für eine vollständige Gesundung sind gerade bei dieser Tumorart sehr gut. Mit dieser Art der Therapie haben wir auch schon sehr gute Erfolge erzielt.«

Wie würde unser Leben in dieser Zeit aussehen? Martin wollte gerne, dass ich bei ihm im Krankenhaus sein sollte. Aber wer würde in dieser Zeit unseren Sohn versorgen? So zog ich mit Benjamin für die Zeit der Krankenhausaufenthalte zu meinen Eltern. Von dort aus fuhr ich jeden Tag nach Heidelberg. Abends konnte ich auf diese Weise wieder bei meinem Sohn sein, der von den Großeltern, Tanten und Onkel gut versorgt wurde.

Alle drei Wochen machten wir uns auf die Wanderschaft: Während der Therapie wohnten Benjamin und ich bei meinen Eltern. Dazwischen, bis zum Beginn des nächsten Zyklus der Chemotherapie, zu Hause. Aber ich war dankbar, dass dies so möglich war. Die Chemotherapie hatte zwar Wirkung gezeigt und Tumor und Metastasen verkleinerten sich, aber sie war für Martin auch sehr anstrengend und ging an die Grenze des körperlich Erträglichen. Es war anstrengend, mit den Ärzten zu reden, Auskünfte auf unsere Fragen zu bekommen, die Therapie zu diskutieren.

Hatte ich es vorher genossen, manches meinem Mann überlassen zu können, musste ich nun die Hauptverantwortung für unsere kleine Familie übernehmen.

Es gab auch schöne Dinge während diese Zeit: Wir lasen jeden Tag gemeinsam in der Bibel und beteten zusammen. Vor Martins Krankheit hatte es uns belastet, dass dieses gemeinsame geistliche Leben zu kurz kam. Auch unsere Beziehung zueinander wuchs in dieser schweren Zeit sicher mehr, als dies sonst möglich gewesen wäre.

Im Herbst des Jahres war es dann so weit: Zwei große Operationen im Abstand von sechs Wochen wurden angesetzt. Bei der einen Operation wurde der Tumor und ein Teil der Leber entfernt, bei der zweiten Operation Teile der Lunge. Ende November durfte Martin nach Hause gehen mit dem Befund der Ärzte: »Sie sind geheilt.«

Wir waren einfach dankbar, froh und glücklich. Martin hatte von unserem Herrn das Leben neu geschenkt bekommen. Er freute sich darauf, wieder in seinem Beruf zu arbeiten. Wir schmiedeten neue Pläne, überlegten, wie unser Leben künftig aussehen sollte und an welchen Stellen Gott uns gebrauchen wollte. Wir bestellten auch ein neues Auto, bevor Martin in eine Anschlussheilbehandlung in einem Kurort ganz in der Nähe unseres Wohnortes gehen sollte. Dort sollte auch die erste Nachuntersuchung gemacht werden.

Noch bevor die Anschlussheilbehandlung beendet war, kam das Ergebnis: die Tumormarker waren nicht in Ordnung. Wieder musste Martin nach Heidelberg zur Computertomographie. Diagnose: neue Metastasen in der Lunge. Eine weitere Chemotherapie war notwendig — am besten sofort. Das Entsetzen ging tief. Warum war das so — was wollte Gott damit? Unsere Familien, unsere Freunde waren ebenfalls betroffen. Sie beteten alle für uns. Manche sagten auch: »Wer weiß, wozu das gut ist?« Ja, wozu sollte dies gut sein? Waren wir in der Nachfolge nachlässiger als andere? Was meinten sie damit?

Die Ärzte machten uns Hoffnung: »Die Aussichten sind sehr gut«. Wir schöpften neuen Mut. Gott schenkte die Kraft, weiterzugehen, in das nächste Jahr, in dem eine Chemotherapie nach der anderen – insgesamt sechs Zyklen – nicht den gewünschten Erfolg brachten. Aber diese Therapie war nicht so anstrengend wie im Jahr zuvor. Martin konnte sich in den Zeiten, in denen wir zu Hause waren, sehr viel mit Benjamin beschäftigen. Es tat beiden sehr gut. Martin konnte Benjamin seine Liebe und Zuneigung zeigen und Benjamin konnte eine enge Beziehung zu seinem Vater entwickeln.

Auch im Krankenhaus hatten wir gute Begegnungen – mit dem katholischen Krankenhausseelsorger, den wir noch vom letzten Jahr kannten, mit der Stationsärztin, die viel Verständnis für Martins Situation aufbrachte. Eine weitere Lungenoperation wurde angesetzt, um die Metastase, die einfach nicht verschwinden wollte, zu entfernen. Martin verkraftete die Operation schlechter als die vor einem Jahr. Es dauerte lange, mehrere Tage, bis er richtig aus der Narkose aufwachte.

Ein junger Stationsarzt der Chirurgischen Klinik sagte zu mir: »Na ja, wir haben jetzt zwar die Metastase entfernt, aber sie wissen ja selbst, dass es wieder einen Rückfall geben wird und dass Ihr Mann nicht mehr gesund wird.« Ich war am Boden zerstört. Aber Gott konnte auch Wunder tun. Darum beteten wir. Mit unserem Herrn müssen wir die Hoffnung nie aufgeben. Der Tumorspezialist in der Klinik für Innere Medizin war über die Aussage des Arztes entsetzt: »Das stimmt doch nicht. Die Aussichten auf endgültige Heilung sind sehr gut!«

Bevor Martin, kurz vor Weihnachten, nach Hause entlassen wurde, wurde noch Blut abgenommen, um anhand der Tumormarker gleich den Erfolg der Operation festzustellen. Nach Weihnachten sollte er wieder in die Kurklinik zu einer neuen Anschlussheilbehandlung gehen.

Zusammen feierten wir Weihnachten und zuversichtlich fuhr Martin Anfang Januar zur Heilbehandlung in die Kurklinik – mit der festen Hoffnung, ja Gewissheit, es sei vorbei.

Konnten wir ertragen, was der Chefarzt dort nur ein paar Tage später mitteilte? »Die Tumormarker sind aufgrund der angesetzten Proben wieder erhöht. Sie müssen zu neuen Untersuchungen nach Heidelberg in die Universitätsklinik.« Seit den letzten knapp zwei Jahren kannten wir die Ärzte und das Krankenhauspersonal gut und sie kannten uns. Wir hatten den Eindruck, dass auch die Spezialisten ratlos waren. Sie hatten selbst fest an den Erfolg der Therapie geglaubt. Gab es überhaupt noch die Chance auf eine Heilung? Es wurde die Möglichkeit angesprochen, Stammzellen zu entnehmen und eine ganz starke Chemotherapie zu verabreichen, um alle Tumorzellen zu erwischen und danach zum Aufbau die Stammzellen wieder zuzuführen. Die Ärzte wollten es abklären und diskutieren.

Wir fuhren nach Hause. Wir beteten, fragten Gott um Rat. Unsere Freunde und Bekannten betreuten uns liebevoll — und waren genauso ratlos. Was sollten sie uns als Trost sagen? Oft war es so, dass Martin allen anderen Zuversicht und Stärke, die aus seiner Beziehung zu Jesus kam, vermittelte. Unsere Freunde sagten mir später oft, dass sie gekommen waren, um uns zu unterstützen und zu trösten, aber dann selbst gestärkt nach Hause gingen.

Hatte Martin da schon für sich eine Entscheidung getroffen? Sollte er die neue Therapie mitmachen oder einfach Wochen oder Monate noch in Ruhe mit seiner Familie verbringen können? Die Frage nach dem Tod hatte uns ja von Bekanntwerden der Erkrankung an immer begleitet.

Als Anfang Februar aus der Klinik für Innere Medizin in Heidelberg der Bescheid kam, dass alles geklärt, ein Bett frei war und Martin zu den Voruntersuchungen kommen konnte, — lehnte er ab. Nicht aus Resignation, sondern weil Martin das annehmen wollte, was Gott für ihn bereithielt — auch das Sterben, auch den Tod, auch die Trennung von seiner Familie. Wir hatten darüber gesprochen und hatten beide ein Ja zu dieser Entscheidung gefunden. Doch wir trauten Gott immer noch ein Wunder zu.

Freunde hatten uns auf das Gebet um Heilung durch Handauflegung nach Jakobus 5, 14–15 angesprochen. Wir redeten mit Gott darüber und fragten drei Brüder, die für Martin Vorbilder im

Glauben, Seelsorger und Freunde waren. Sie willigten ein. Ein für uns beide stärkendes seelsorgerliches Gespräch ging voraus. Dann beteten die Brüder über Martin. Der Herr tat ein Wunder an uns: Gott heilte unser so zerrissenes Inneres und schenkte uns einen tiefen Frieden. Ich wusste: Egal, was passieren würde, ich konnte es annehmen und der Herr war bei mir.

Freunde und Bekannte riefen an oder kamen vorbei. Sie wollten wissen und verstehen, was uns bewegte. Sie begleiteten uns und es tat uns gut zu wissen, dass viele Menschen einfach da waren – auch wenn sie selbst oft ratlos waren und nicht wussten, was sie sagen sollten. Martin wurde immer schwächer. Bald war er so schwach, dass er sein Bett nicht mehr verlassen konnte. Zusammen mit unserem Pfarrer feierten wir an seinem Bett das Abendmahl. Eine Kirchengemeinderätin, die wir vorher fast nicht kannten und die während der letzten Zeit der Krankheit zu einer guten Freundin wurde, kam jeden Tag vorbei und kümmerte sich um Benjamin.

Martin hatte Schmerzen. Bald waren die Schmerzen nicht mehr zu ertragen. Der Arzt musste Morphium verabreichen. Unser Hausarzt kam täglich vorbei und war immer für uns erreichbar. Es wurde so schlimm, dass ich abends noch den Arzt rief. Er meinte: »Es wird nicht mehr lange dauern, vielleicht noch ein paar Stunden.« Martin bat mich, seine Eltern und einen Freund anzurufen und herzubitten. Er wollte im Kreis seiner vertrautesten Menschen sterben.

Er freute sich darauf, beim Herrn zu sein. Aber es fiel ihm sehr schwer, seine Familie zurückzulassen.

Wir saßen an seinem Bett. Wilhelm, Martins Freund, las immer wieder einen Abschnitt aus der Bibel oder betete mit uns.

In dieser Nacht, zwei Monate vor seinem 32. Geburtstag, nahm Gott ihn zu sich.

Als Text für die Beerdigungsanzeige hatte sich Martin den Text aus Jesaja 43,1 gewünscht: »Fürchte dich nicht, denn ich habe dich erlöst; ich habe dich bei deinem Namen gerufen; du bist mein!« Unser Trautext aus Johannes 15,16 sollte auch sein Beerdigungstext werden. Vieles hatte Martin vor seinem Tod besprochen und geklärt. Das war für mich in dieser kommenden Zeit eine Hilfe.

Ausblick

Mehr als acht Jahre sind in der Zwischenzeit vergangen. Ich lebe mit meinem Sohn Benjamin allein. Vieles hat sich in unserem Leben seit Martins Tod verändert.

Das Lebensumfeld, die Freunde. Höhen und Tiefen sind uns seither begegnet. Ermutigungen und Enttäuschungen. Freunde haben sich von uns distanziert, neue Freunde haben wir gewonnen. Oft ist es gerade Christen schwer gefallen, mit Sterben und Tod umzugehen. Auch die Rolle als allein erziehende Frau ist in der Gemeinde nicht einfach zu leben.

Manche Menschen fragten: Warum hat Gott es zugelassen, dass Martin stirbt? Sie versuchten, einfache Antworten zu geben. Ich denke, auf manche Dinge bekommen wir in diesem Leben keine Antworten. Wir müssen im Vertrauen auf den Herrn den Weg, den er uns führt, gehen.

Aber immer darf ich mich auf die Erfahrungen berufen, die ich mit Gott in der Vergangenheit gemacht habe. Ich darf mich auf sein Wort berufen, der ein Vater für Witwen und Waisen ist und der uns nicht allein gelassen hat.

Heute wohnen wir wieder in dem Ort, aus dem ich komme. Ich bin berufstätig und arbeite in der Gemeinde mit. Benjamin ist jetzt dreizehn Jahre alt.

Obwohl er beim Tod seines Vaters erst 3 ½ war, hat er noch einige sehr gute Erinnerungen an ihn. Ich mache mir Gedanken, wie er ohne Vater durch die schwierige Zeit der Pubertät kommen wird und bitte Gott, dass er auch ihn führt und leitet.

Bei dir bin ich angekommen

Bei dir bin ich angekommen
mit so vielem, was beschwert.
Weiß mich von dir angenommen
und hab einen, der mich hört.

Hat die Hoffnung mich betrogen,
wird das Leben kalt und leer?
Hab ich selber mich belogen?
Wo kommt Hilfe für mich her?

Wankt der Grund, der mich getragen?
Hat der Tod das letzte Wort?
Kann ich meine Ängste sagen?
Gibt es einen sich'ren Ort?

Refr.:
Vater, zu Hause bin ich ganz bei dir,
werde ruhig in deiner Nähe.
Offen steht mir heute deine Tür,
hilfst mir, dass ich klarer sehe,
Öffnest weit dein Vaterherz,
breitest deine Arme aus.
Du verstehst auch meinen Schmerz,
und ich werde froh bei dir zu Haus.

Sind die Kräfte schon zu Ende?
Wo ist einer, der mich hält?
Gibt es wohl noch eine Wende,
eine Zuflucht in der Welt?

Kann ich dir noch blind vertrauen,
kindlich frei und unbeschwert?
Werd ich deine Güte schauen?
Ist das Leben lebenswert?

Herr, du kennst die leisen Fragen,
alles, was so drückt und quält.
Dir brauch ich sie nicht erst sagen,
der sogar die Tränen zählt.

Niemals wirst du mich verlassen,
zeigst mir neuen Horizont.
Und ich kann es wieder fassen,
dass sich Leben mit dir lohnt.

Sr. Annette Bürstinghaus

Ich steh in meines Herren Hand

ANDREA EISSLER

Ich steh in meines Herren Hand und will drin stehen bleiben;
nicht Erdennot, nicht Erdentand soll mich daraus vertreiben.
Und wenn zerfällt die ganze Welt,
wer sich an ihn und wen er hält,
wird wohlbehalten bleiben.
(Philipp Spitta, 1833)

Vor Jahren lernte ich dieses Lied auswendig. In der Hand Gottes — das war der Standpunkt, den ich einnehmen wollte. Wie oft habe ich dieses Lied fröhlich gesungen. Dann aber kam die Zeit, in der ich anfangen sollte, diese Strophen zu buchstabieren. Es traf uns mitten im Glück. Zwei Kinder, damals drei und ein Jahr alt, machten uns zu einer fröhlichen Familie. Ich genoss es, als Mutter ganz für meine Kinder da sein zu können, während mein Mann die Möglichkeit zu einer wissenschaftlichen Arbeit an der Universität nutzte. Ein lieber Freundeskreis im schönen Tübingen rundete das Bild ab.

Diese Situation änderte sich schleichend. Ich merkte, wie mir manches nicht mehr so flott von der Hand ging. Die alltägliche Arbeit in der Familie strengte mich plötzlich über die Maßen an. »Du tust zuviel!«, mutmaßten die Freunde. Doch ich spürte, dass etwas mit mir selbst nicht im Lot war. Abends wenn die Kinder schliefen, sank ich müde aufs Sofa, anstatt Liegengebliebenes anzupacken. Wenig später entdeckte ich einen derben Knoten am Hals. Dazu plagte diese Bronchitis, die einfach nicht richtig abheilen wollte. Als mich schließlich ein fürchterlicher Juckreiz am ganzen Körper fast verrückt machte, ging ich erstmals zum Arzt. Es folgten unzählige Untersuchungen beim Hämatologen und Radiologen. Die Blutsenkung sei zu hoch — ein Hinweis auf eine Entzündung.

Ein Szintigramm zur Untersuchung der Schilddrüse blieb ohne Ergebnis, Ultraschall wurde gemacht und schließlich auch eine Kernspintomografie, die eine Erkrankung der Lymphknoten sichtbar machte. Welcher Art, konnte nur eine Probeentnahme in der Klinik klären. Noch immer rückte kein Arzt mit einer endgültigen Diagnose heraus. Es gäbe es viele Möglichkeiten einer Erkrankung. Für mich gab es nur eine: *Morbus Hodgkin*, ein bösartiger Tumor der Lymphgefäße. Auch wenn ich versuchte, diese Ahnung immer wieder von mir zu schieben — eine große innere Unruhe blieb. In langen schlaflosen Nächten trieb mich die Angst um: Was ist mit mir los? Wenn es Krebs ist, muss ich dann sterben? Was wird aus meinen Kindern? Ich will sie doch begleiten und aufwachsen sehen. Was hat Gott mit mir vor?

Und was er mit mir machen will, ist alles mir gelegen;
ich halte ihm im Glauben still und hoff auf seinen Segen;
denn was er tut, ist immer gut,
und wer von ihm behütet ruht,
ist sicher allerwegen.

In dieser Zeit konnte ich diese Strophe nicht singen. Zu oft wurde sie von Tränen erstickt. Ich lehnte mich auf gegen ein hartes Schicksal. Ich verging vor Angst und Selbstmitleid.

Eines Tages — ich erwartete das Ergebnis der Probeentnahme — las ich in der Mittagspause: »Den Frieden lasse ich euch, meinen Frieden gebe ich euch. Nicht gebe ich euch wie die Welt gibt. Euer Herz erschrecke nicht und fürchte sich nicht« (Johannes 14, 27). Da klingelte das Telefon und als ich auflegte, wusste ich es genau: Ich habe Krebs, aber ich spürte auch: »Meinen Frieden gebe ich euch.« Meine Knie waren weich, als es mir ins Bewusstsein drang: Ich habe Krebs, aber ich konnte nur staunen: Die Unruhe war einem völligen Stillesein gewichen, das aus dem tiefen Vertrauen kommt: Über mich bestimmt der gute Hirte, der Gedanken des Friedens mit mir hat.

Er ist ein Fels, ein sicherer Hort, und Wunder sollen schauen,
die sich auf sein wahrhaftig Wort verlassen und ihm trauen.

*Er hat's gesagt, und darauf wagt
mein Herz es froh und unverzagt
und lässt sich gar nicht grauen.*

Diese Gewissheit war für mich wie ein großes Geschenk Gottes. Gleichzeitig merkte ich auch, wie sehr ich in dieser Krise von dem zehrte, was ich schon früher im Glauben erfahren oder gelernt hatte. Aber nun hieß es, den Kampf gegen diese todbringende Krankheit aufzunehmen und gleichzeitig auf Gottes Wunder zu hoffen. Würde ich es schaffen? Die spielenden Kinder vor Augen fasste ich den Entschluss: Das Leben muss so normal wie möglich weitergehen. Ihnen zuliebe will ich ein Stück heile Welt festhalten. Ja, ich will danken für jeden Tag, den wir gemeinsam erleben. Eines morgens begrüßte mich mein Dreijähriger mit den Worten: »Gell, Mama, du bist krank, aber der Herr Jesus macht dich gesund.« Da ging es mir auf: Auch wenn ich keine Antwort habe auf viele bohrende Fragen wie: »Warum ich?«, »Wozu das Ganze?« – Ich will mich im Vertrauen auf Gott üben und auch anderen dazu Mut machen. Vielleicht werde ich später einmal erfahren: »*Was er tut, ist immer gut.*«

Für mich folgte nun das so genannte Staging. Verschiedenste Untersuchungen ergaben ein mittleres Ausmaß der Erkrankung (IIB). Glück im Unglück: Ich durfte von vornherein mit einer Heilungschance von 90 Prozent rechnen. Was, wenn ich zu den zehn Prozent gehöre? Doch auf meine Ungewissheit folgte immer wieder die feste Gewissheit: »*Ich steh in meines Herren Hand.*«

Mein begleitender Arzt machte mir viel Mut, nahm sich viel Zeit und ging auch mein Tempo mit. Das war möglich, weil ich nicht im Krankenhaus, sondern in einer ambulanten onkologischen Praxis behandelt wurde. So saß ich an einem strahlend schönen Wochenende bei meiner ersten Chemotherapie, von der ich vier bekommen sollte und im Anschluss 30 degree Strahlen (innerhalb von drei Wochen). Immer wieder eilten meine Gedanken voraus an den Tag, an dem alles vorüber sein würde. Würde tatsächlich dann alles vorüber sein?

Jede einzelne Chemotherapie erlebte ich völlig anders. In jedem Fall fühlte ich mich elend und kränker als je zuvor. Kopfweh, Bauchkrämpfe, Übelkeit, Fieber, Schwindel, Haarausfall. All das will verkraftet sein und dazu noch die bohrende Frage: Wird diese Tortur etwas nutzen? Werde ich so gesund oder — auch wenn ich es mir verbot, Packungsbeilagen zu lesen — machen mich diese Medikamente nicht noch kränker? »Er kann alles ändern!« — diesen Psalmvers klebte ich mir an die Kühlschranktür. Daran wollte ich festhalten.

Die zweite Chemo wurde mir während unseres dreiwöchigen Urlaubs in der Toscana verabreicht. Diese Möglichkeit verdankte ich dem Einsatz meines Arztes. Sie war für mich ein großartiges Geschenk. Ich erinnere mich noch gut an einen abendlichen Stadtbummel — zum ersten Mal mit Perücke. Und trotzdem sang es in mir: Ich lebe jetzt, jetzt lebe ich. Momente, wo ich auch im Elend voll Freude und Dank sein konnte.

Dieser Urlaub, aber auch, dass wir als Familie so gut durch diese schwere Zeit kamen, war vielen, vielen Helfern zu verdanken. Großeltern, Geschwister und Freunde rund um die Welt haben gebetet und viel Mut machendes geschrieben. Sie haben aber auch ganz praktisch mitangepackt: die Kinder betreut, gekocht, die Gefriertruhe gefüllt u. v. m. Ich lernte, Hilfe anzunehmen, wo es mir eine echte Erleichterung war. Zeitweise unterstützte uns sogar eine Haushaltshilfe, die wir von der Krankenkasse bezahlt bekamen. Sonst aber füllte ich meine Aufgaben normal aus. Ich versorgte die Kinder und spielte mit ihnen, plante den anstehenden Umzug, arbeitete am Schreibtisch. Es gab mir Auftrieb zu sehen, dass ich noch etwas tun konnte.

Am 6. August erfolgte die erste Zwischenuntersuchung und danach das große Aufatmen: Die Therapie schlägt an, sogar sehr gut. Welche Dankbarkeit erfüllte mich und die Gewissheit, dass ich wieder gesund werden würde, wich von da an nicht mehr von mir.

Die vierte und letzte Chemo war noch einmal sehr hart. Direkt nach unserem Umzug war ich doch zu k.o. und zu dieser Plackerei kaum noch motiviert. Die anschließende Strahlenbehandlung ist mir sehr unangenehm in Erinnerung. Ich irrte durch lange Krankenhausflure, ging unter in der Hektik und Betriebsamkeit des Personals. Ich fühlte mich Apparaten und Maschinen schutzlos ausgeliefert. Dazu kam die vermalte, gereizte Haut und der stark entzündete

Hals. Umso glücklicher sprang ich Ende Oktober vom Strahlentisch. Es war vorbei. Gott sei Dank! Die Ärzte machten klar, dass man nur hoffen könne, dass diese heimtückische Krankheit nicht wieder aufbricht. Dennoch will ich mich nicht Ängsten um meine Zukunft hingeben. Immer wieder, wenn sie mich überfallen wollen, weise ich sie zurück, denn heute bin ich gesund. Heute will ich Gott loben, der mich geheilt hat. Die Erfahrungen dieser Monate haben mich gestärkt.

Und meines Glaubens Unterpfand ist, was er selbst verheißen,
dass nichts mich seiner starken Hand soll je und je entreißen.
Was er verspricht, das bricht er nicht;
er bleibet meine Zuversicht,
ich will ihn ewig preisen.

Im November bekam ich eine Kur im Sanatorium Hensoltshöhe in Gunzenhausen bewilligt. Die Entscheidung, ohne die Kinder zu fahren, war nicht leicht, aber es war mir bewusst, dass ich so besser und schneller wieder für meine Familie fit werden würde. Nicht nur physisch, sondern auch geistlich und seelisch hat mir diese Auszeit Gewinn gebracht. Viele Gedanken konnte ich erst im Rückblick sortieren und auch niederschreiben. Festhalten will ich an meinem Standpunkt. Ich bin in Gottes Hand, egal was mich erwartet.

Zwei Monate später wurde unser Vertrauen jedoch wieder auf die Probe gestellt. Ich erwartete unverhofft ein Kind. Der Frauenarzt warnte: »Das schaffen Sie nicht.« Aber für mich war klar: Ich kann nicht mein eigenes Leben neu gewonnen haben, um solch ein zerbrechliches junges Leben nun zu zerstören. Ich entschied mich für das Kind, was auch mein Tübinger Onkologe befürwortete.

Im Oktober, 16 Monate nach meiner Krebsdiagnose hielten wir unseren Stefan in den Armen, einen gesunden und kräftigen Jungen. Täglich erinnert er uns an Gottes Güte.

Du bist stärker!

Du bedrohst, was uns bedroht.
Du bist stärker!
Du begräbst sogar den Tod.
Du bist stärker!
Du zerstörst, was uns zerstört.
Du bist stärker!
Überstrahlst, was uns betört.
Du bist stärker!

Dir kann keiner widerstehen,
darum lass uns mit dir gehen.
Deine Größe lass uns sehen.
Du bist stärker!
Du bist stärker!
Du bist stärker!

Du erträgst, was uns bedrückt.
Du bist stärker!
Bist das Leben, das uns glückt.
Du bist stärker!

Du hältst auf, was halten will.
Du bist stärker!
Du bist Anfang, Weg und Ziel.
Du bist stärker!

Jürgen Werth

Der Herr ist mein Hirte

Sr. Erika Schnitzer

Der Herr ist mein Hirte. Was heißt das für mich, diese Gewissheit zu haben?

Dass ich ihm vertraue.

Viele Jahre waren schon vergangen, seit ich ihm mein Leben anvertraut hatte. Doch dann kam jener Sonntag vor 32 Jahren. Ich saß im Gottesdienst in unserer kleinen Dorfkirche und konnte während des ganzen Gottesdienstes nur weinen. Warum?

Meine Mutter hatte die Diagnose »Krebs« bekommen und sollte am Tag danach zur Operation ins Krankenhaus.

Durch einen Arztfehler war sie seit meinem ersten Lebensjahr krank. Durch diese Krankheit mit vielen schmerzhaften Einschränkungen hatte sie als junge Frau zum Glauben an Jesus gefunden. Ich kannte es nicht anders, als dass sie mich brauchte. Andererseits empfing ich mehr, als ich gab, denn sie war mir eine sehr liebe Mutter. Was kam nun an neuen Schmerzen und Leiden auf sie und auf unsere Familie zu?

Viel Not mit Hoffen und Bangen begleitete uns in den darauf folgenden 15 Jahren. Nach der ersten Brustoperation kam nach Jahren die zweite, und fast gleichzeitig machten sich die Metastasen im Oberschenkel bemerkbar. Ihre letzten Wochen waren durch diese Knochenmetastasen so schmerzerfüllt, dass wir mit ihr litten, und um ihre Erlösung beteten. In der großen Not nahmen wir unsere Zuflucht zum guten Hirten. Immer wieder betete ich mit ihr den 23. Psalm und den Liedvers: »Und nach diesen schweren Tagen werden Engel heim mich tragen in des Hirten Arm und Schoß, Amen, ja, mein Glück ist groß.«

Zwölf Jahre waren seit dem Heimgang meiner Mutter vergangen, als ich die auffällige Stelle an meiner linken Brust mit großem

Schrecken entdeckte. Ich musste mich mit diesem Tatbestand auseinander setzen, hoffte aber und betete, dass er sich als harmlos herausstellte. Es war kein Knoten, sondern eine eingezogene Stelle. Später erfuhr ich, dass dies ein fast sicheres Zeichen für eine bösartige Erkrankung ist.

Was den Schrecken bei einer solchen Entdeckung mit verursacht, ist das Wissen um den schlimmen Verlauf dieser Krankheit. Ich hatte dabei nicht nur das Erleben mit meiner Mutter vor Augen, sondern auch mit manch anderen Menschen aus dem Bekanntenkreis.

Vom Entdecken der Stelle bis zum Arztbesuch ging ich durch große Tiefen, denn ich wollte so gerne leben und meinen Dienst ausüben. Durch die Situation im Elternhaus hatte ich erst an eine Berufsausbildung denken können, als für meinen Vater der Ruhestand begann. In Aidlingen gibt es die Ausbildung zur Gemeindediakonin und Religionspädagogin, so besuchte ich also in »fortgeschrittenem Alter« die Bibelschule des Diakonissenmutterhauses Aidlingen, um diese Ausbildung zu machen. Während dieser Zeit wurde ich der Berufung in die Schwesternschaft gewiss. Mit großer Freude sagte ich ja. Nach 17 Dienstjahren, die ich mit viel Staunen über diese Führung Gottes erlebte, kam die Diagnose »Krebs«. Sollte es das nun schon gewesen sein? Ich war 54 Jahre alt und wollte noch lange im Dienst sein. Zuerst war ich dreizehn Jahre in einer Nürtinger Kirchengemeinde, dann knapp vier Jahre in unserem Gästehaus auf dem Michelsberg tätig. Das war nun zu Ende. Vorläufig oder für immer?

Während der Krankenhauszeit war ich sehr gehalten und umbetet von meinen Schwestern und vielen anderen. So schöpfte ich Hoffnung, dass es aufwärts ginge und alles doch nicht so schlimm wäre.

Dann kam das Gespräch mit dem Chefarzt. Er sagte mir, dass die Krankheit nicht mehr im Anfangsstadium war. Zur Zeit der Operation waren schon einige Lymphknoten befallen und mussten mit der Brust entfernt werden. Er hielt eine Strahlenbehandlung und Chemotherapie für notwendig. Nach diesem Gespräch fiel ich in ein tiefes Loch.

Die Bestrahlungszeit meiner Mutter hatte ich als Leidenszeit in Erinnerung – mit den langen Fahrten in die Klinik und der anschließenden Übelkeit. Nun wurde auch bei mir Bestrahlung und Chemotherapie notwendig. Das zeigte mir den Ernst der Lage. Wie viel hatte ich schon von den schlimmen Nebenwirkungen der Chemotherapie gehört! Ich hatte einfach Angst.

Nach diesem Arztgespräch erlebte ich viel Hilfe durch das Verstehen und den Beistand meiner Schwestern. An jenem Abend des Schreckens wurde mir zur Hilfe, dass ich mich neu in die Hand meines guten Hirten übergab, ganz und völlig.»Herr, du darfst es ganz mit mir machen, wie du willst. Es wird gut sein, denn du kannst es gut machen und auch das, was in meinen Augen alles andere als gut ist, wird gut sein.«

Eine große Erleichterung war für mich, dass die Chemotherapie in der Praxis des Hausarztes gemacht werden konnte. Da lag ich ein bis zwei Stunden zur Infusion. Danach konnte ich wieder zurück in die vertraute Umgebung meines »Krankenzimmers«. Ich ertrug die Therapie mit geringerer Übelkeit als gedacht. Viel Kopfschmerzen und Kreislaufbeschwerden gehörten dazu. Drei Chemozyklen waren es, dann sechs Wochen lang an je fünf Tagen Bestrahlung. Mir war es ein großes Geschenk, dass ich selbst mit dem Auto zum Krankenhaus fahren konnte. Müdigkeit begleitete mich durch die ganze Zeit, aber an den Wochenenden konnte ich mich ausruhen.

In der Strahlenabteilung war die gute Atmosphäre so wohltuend, ebenso eine so gute Planung, dass ich nur selten auf meine Behandlung warten musste.

Nach der Bestrahlungszeit folgten die nächsten Chemozyklen, bei denen die Beschwerden größer, aber noch gut auszuhalten waren. Die größte Hilfe lag für mich darin, dass ich mich während dieser Behandlungzeit viel mit dem Wort Gottes beschäftigte. Dabei stellte ich fest, wie heilsam das war. Denn ich war immer wieder mit Vorbereitungen für Bibelstunden beschäftigt. Es ging mir so gut, dass ich auch in jener Zeit manchen Dienst tun konnte.

Nun sind fünfeinhalb Jahre seit der Operation vergangen und fünf Jahre seit dem Abschluss der Behandlung. Ich bin seitdem wieder ganz im Dienst und es geht mir gut. Spannend bleiben die Untersuchungen. Bisher waren die Ergebnisse gut, zum Danken gut. In der Spannung vor den Untersuchungen komme ich dann innerlich zur

Ruhe, wenn ich wieder zu meinem Herrn sage: »Herr, du darfst es mit mir machen wie du willst. Dein Tun wird lauter Segen sein, auch das, was nicht nach Segen aussehen mag.«

Ich weiß wohl, dass ich mich, obwohl es mir so gut geht, nicht als geheilt betrachten darf, denn wie oft kommt diese Krankheit aufs Neue zum Ausbruch. Aber daran denke ich nicht ständig. Ich lebe und arbeite als gesunder Mensch und bin unendlich dankbar für die hinzugefügte Zeit. Was während der Krankenhauszeit galt, soll weiterhin gelten: *In* der Hand, *an* der Hand und *unter* der Hand des Guten Hirten! Dazu noch ein paar Gedanken:

In seiner Hand: Als Kind Gottes bin ich nicht in der Hand dieser schrecklichen Krankheit. Ich bin ihr nicht ausgeliefert, sondern mit der Krankheit in seiner Hand. Ich muss nicht fragen: Was macht die Krankheit mit mir und aus mir? Ich will fragen: Was macht mein Herr durch diese Krankheit aus mir und an mir? Ich bin mit dieser Krankheit in der Hand meines guten Hirten und das bedeutet Geborgenheit. Ihm habe ich mich einmal anvertraut und in seine Hand hineingegeben und das gilt für immer. Der Herr sagt: Die Meinen sind in meiner Hand, und nichts und niemand kann sie aus meiner Hand reißen. Einem Liederdichter war es wichtig, zu bezeugen: »Ich steh in meines Herren Hand und will drin stehen bleiben!«

Zu jeder Zeit und vor allem in schwerer Zeit *an* der Hand des guten Hirten. Ich hatte große Angst vor der Behandlungszeit. Was für ein Vorrecht ist es, solch eine Wegstrecke an der Hand des guten Hirten zu gehen. In meinen Ängsten und beim Unwohlsein habe ich mich an ihn geklammert. Wie hilfreich und ermutigend war es, in seinem Wort das Hirtenwort zu finden: »Fürchte dich nicht, ich bin mit dir, ... ich helfe dir auch, ich halte dich durch die rechte Hand meiner Gerechtigkeit« (Jesaja 41, 10). Er hält, was er verspricht. Ich habe es erfahren.

Unter der Hand des guten Hirten in schwerer Zeit. Was heißt das für mich, unter seiner Hand zu sein? Er ist der Planer meines Lebens und ich will zu seinem Handeln Ja sagen. Er plant göttlich gut, und darum oft außerhalb meines Verstehenkönnens. Er plant Zeiten ein, die ich mir niemals wünschen würde. Unter seiner Hand sein und bleiben wollen, bedeutet vor allem dies: Dass er es machen darf, wie er will. Sein Tun ist lauter Segen. Auch wenn seine Hand schwer auf mir liegt, wie David es einmal ausdrückte, so will ich nicht vergessen, dass es immer die Hand des guten Hirten ist und die Hand des Vaters, der sein Kind liebt.

Ich habe keinen Einblick in die Pläne meines Herrn mit mir in der Zukunft, aber ich will es üben, auch jetzt, wenn es mir gut geht: Bleiben in seiner Hand, an seiner Hand und unter seiner Hand.

Der Herr ist mein Hirte, mir wird nichts mangeln!

Der Herr ist mein Hirte

Der Herr ist mein Hirte,
mir wird nichts mangeln.
Er weidet mich auf einer grünen Aue
und führet mich zum frischen Wasser.
Er erquicket meine Seele.
Er führet mich auf rechter Straße um seines Namens willen.
Und ob ich schon wanderte im finsteren Tal,
fürchte ich kein Unglück, denn du bist bei mir,
dein Stecken und Stab trösten mich.
Du bereitest vor mir einen Tisch
im Angesicht meiner Feinde.
Du salbest mein Haupt mit Öl und
schenkest mir voll ein.
Gutes und Barmherzigkeit werden mir folgen mein Leben lang,
und ich werde bleiben im Hause des Herrn immerdar.
Ein Psalm Davids

Jesus sagt:
Ich bin der gute Hirte.
Der gute Hirte lässt sein Leben für die Schafe.
Ich bin der gute Hirte und kenne die Meinen
und die Meinen kennen mich.
Meine Schafe hören meine Stimme,
und ich kenne sie und sie folgen mir;
und ich gebe ihnen das ewige Leben,
und sie werden nimmermehr umkommen,
und niemand wird sie aus meiner Hand reißen.
Johannes 10

Jesus will heal you!

ROLF SCHEFFBUCH

Zuversichtlich, Mut machend, seiner Sache ganz gewiss sagte der Bischof aus Süd-Indien zu mir: »Jesus will heal you!« Das war am Wochenende, bevor ich zu einem schwierigen Eingriff in das Krankenhaus musste.

Der indische Bruder hatte völlig Recht. Jesus hat mich in den Wochen der Operationen und der nachfolgenden Therapien in einen wunderbaren Heilungsprozess hineingeholt. Mehr noch als die tüchtigen Ärzte hat Jesus eingegriffen, der Heiland. Vielleicht hat er sich auch heilend um meinen Organismus angenommen. Das wäre schön. Aber viel entscheidender ist bis heute, dass sich Jesus um mich als ganze Person angenommen hat.

Wenn in unserem Organismus eine bösartige Wucherung entdeckt wird, dann schreit es normalerweise in uns: »Gibt es denn keine Möglichkeit damit fertig zu werden?« Wir sind als Menschen der Gegenwart ins irdische Leben verkrallt. Geradezu unheimlich.

Sogar so viele christliche »Krankentrost«-Schriften sind voll von dem Zuspruch: Gott kann auch Wunder tun – und den kranken Körper heilen! Sogar so viele der überaus liebevoll-gutgemeinten Anteilnahmebriefe sind auf diesen Ton gestimmt. Wie oft habe ich selbst solche Briefe an Kranke geschrieben! Warum habe ich denn nicht geschrieben: »Jesus möge dir näher sein als die Angst um dein Leben, näher als die schrecklichen Schmerzen! Er kann auch aus einer Notzeit etwas machen, das in der Ewigkeit zählt!«

Für Gott ist doch unsere irdische Lebenszeit nur ein Ausschnitt. Gottes »Augen sahen mich, als ich noch nicht bereitet war«, so bekannte staunend der Psalmbeter. Gott hat dem Menschen die »Ewigkeit ins Herz gelegt«, so stellte Salomo fest. Ein paar Jahrzehnte zwischen Geburt und Sterben sind von Gott als ein Puzzlestück eines weit in die Ewigkeiten hineingehenden Planes mit jedem Menschen konzipiert. Sich selbst aus diesem Gottesplan zu verabschieden, das ist schlimm!

Das ist schlimmer als der bösartige Turmor im Körper! Zum Erschrecken ist es doch, wenn deutlich wird: Das Puzzlestück meines Lebens ist gegenüber dem ursprünglichen Plan Gottes verändert! Es passt gar nicht mehr in den ihm zugedachten Platz im Gottesplan! Andere Einflüsse haben mein Leben deformiert. Meine Sinne, mein Wollen, meine Fantasie, mein Gespür für das Rechte, Wahre und Gute sind unbemerkt aus der Art geschlagen! Da ist so viel wild Gewachsenes! So viel krankes Gewebe, um sich fressend! Gar nicht mehr eindämmbar! Und die eigenen Widerstandskräfte sind offenbar nicht mehr aktiv!

Wäre hier nicht Erschrecken am Platz? Ist es nicht gefährlicher Selbstbetrug, so zu tun, als sei doch »alles in Butter«, »no problem at all«? Es wäre doch verantwortlich, sich der Vorsorgeuntersuchung besonderer Art zu stellen: »Lieber Gott, wie denkst denn du über mich?« Wer will denn schon schlafwandlerisch seine ewige Bestimmung aufs Spiel setzen, sein ewiges Heil! Aber normalerweise schütteln wir solche Gedanken ab wie einen schlechten Traum.

Die allgemeine Verharmlosung hat auch uns Christenleute in einen religiösen Schlummer gewiegt. Ich hatte mich lange über die simple Theologie der Moderne geärgert. Sie besteht in einem einzigen Satz. Nämlich: »Gott hat alle Menschen lieb, ganz egal, wie sie ihr Leben gestalten — ganz gleichgültig, wie sie es mit Gott halten!« Dass Jesus sogar über dem Zentrum Jerusalem sagen konnte: »Ihr habt nicht gewollt!«, wird als fundamentalistische Angstmacherei abgetan und deshalb ausgeblendet. Jesus kann jedoch wirklich weg gehen! Von einzelnen Menschen und auch von ganzen Kirchenorganisationen! Wenn sie nicht den ernst nehmen, der Verlorenen Erlösung anbietet. Dass dies wieder in unseren Gemeinden und Kirchen bewusst wird, dafür habe ich mich durch Jahrzehnte hindurch engagiert eingesetzt.

Mit einem Mal — von einem Tag zum anderen — hat Jesus *mich* wach gemacht für den ganzen Ernst *meines* Lebens. Er hat die Krankheitszeit dazu benutzt. In den körperlich nicht angenehmen Tagen der Operation ist mir zum ersten Mal klar geworden: Jesus kann gerade auch körperliche Not dazu benutzen, dass endlich er in meinem Leben zu Wort kommt. Richtig zu Wort kommt. Mit dem, was er an »Wörtchen« mit mir zu reden hat. »Wenn auch der äußere Mensch verfällt, so wird doch der innere von Tag zu Tag erneuert«, so hat es Paulus formuliert. In der »Trübsal« kommt Jesus bei uns ans »Schaffen«. Das habe ich erlebt. Staunend erlebt! Es wurde mir bewusst: Jesus hat mich nicht aufgegeben. Er hat dazu allen Anlass gehabt. Aber er probiert es noch einmal mit seinem Schaffen an mir! »Jesus is healing me!«

Stufe 1: Der ewigen Heimat entgegen?

In den Bestrahlungskellern des alten Stuttgarter Marienhospitals erhielt die Großmutter Johanna Busch, geb. Kullen, ihre letzte Krebstherapie. Die an Kiefer und Hals rasant um sich fressende Geschwulst sollte eingedämmt werden. Als die Ärzte ihr liebevoll sagten: »Jetzt brauchen Sie nicht mehr zu kommen!«, da war der bewährten »Mutter« des Volkes Gottes Angst. Es tat ihr weh, aufgegeben zu sein. Von unnüchterner Jenseitsträumerei war nichts zu spüren. Vielmehr war es der doch so leidbewährten Christin bange. So wie es auch Jesus damals bange war, als er mit dem Tode rang.

Auch bewährte Christen sind ganz normale Menschen. Das ist mir damals aufgegangen. Als die geliebte Oma im Haus nebenan ein kleines Büblein seinen Brei verschlingen sah, da sagte sie wehmütig: »Nur noch ein einziges Mal möchte ich so mit Lust essen können!«

Während der letzten Leidenswochen war eigentlich die einzige Lebensäußerung der Schwerversehrten schmerzerfülltes Stöhnen. Ja — und auch jener Satz, den sie einer Abschied nehmenden Enkelin sagte: »Doch denk ich nicht zu bleiben in diesem fremden Zelt. Ich wandre meine Straße, die zu der Heimat führt, da mich — ohn alle Maßen — mein Vater trösten wird.«

Diese Erinnerungen sind bei mir nach fast 50 Jahren wieder höchst anschaulich aufgewacht. Als wenn dies alles erst vorgestern gewesen wäre. Sie sind aufgewacht, als ich mich unversehens als

Tumorpatient im gleichen, allerdings heute großartig modernisierten, aber nach wie vor gut geführten und geistlich geprägten Marienhospital vorfand.

Wichtiger als all die Untersuchungen, Operationen und Behandlungen wurde mir: »Ich möchte doch – wie die verehrte, liebe Großmutter – heimisch werden in dem biblischen Realismus! Ich möchte doch nicht das Sterben als schreckendes totales ›Aus‹ ansehen! Die Welt und das irdische Leben mit seiner ganzen Faszination ist doch für Leute Gottes ›fremdes Zelt‹, Zwischenstopp, Durchgangsstation, Raststätte am Weg, Umsteigebahnhof! Ich möchte heimkommen zu Gott!«

»Was kommt denn eigentlich nach dem Sterben?« Auf diese Frage hatte ich in manchen Vorträgen zu antworten versucht. Auf manchen Pfarrerstagungen, die ich verantwortet hatte, waren wir dieser Frage nachgegangen.

Denn für den durchschnittlichen Diesseitsbürger bedeutet der Tod das Ende, den Absturz ins Nichts, in eine Art von Nirwana. Tröstlich dabei ist höchstens, dass mit dem Sterben das vorausgehende Leiden aufhört. Manche haben die Vorstellung, dass die Sterbenden in irgendeine lichte, helle Welt hinübergehen. Aber was kommt denn wirklich, wenn ich meinen letzten Atemzug getan haben werde, wenn die Pflegende gesagt haben wird: »So, jetzt ist es überstanden!«?

Früher hieß es im württembergischen Konfirmationsbuch gleich als erste Frage: »Was soll eines Menschen vornehmste Sorge sein in diesem Leben? – Antwort: Dass er haben möge eine gewisse Hoffnung des ewigen Lebens!«

Hatte denn *ich* diese »gewisse Hoffnung des ewigen Lebens«? Dass Gott nicht Gott wäre, wenn er diese Welt voll Teuflischem, voll Schuld und voll Todesnot einfach sich selbst überlassen würde, das war mir keinen Augenblick zweifelhaft. Dass Gott die neue Jesuswelt ohne Leid, Geschrei und Tod schaffen wird, daran habe ich nie gezweifelt.

Aber ob denn *ich* in diese Welt ewigen Lebens hineinpasse? Das trieb mich um in jenen ersten Tagen, da Jesus an mir arbeitete. Man kann sich theologisch so seine Vorstellungen zurechtlegen über das

Sterben und über das, was danach kommt. Man kann eine Menge von evangelikal-pietistischen Ewigkeitsliedern auswendig gelernt und zustimmend an Krankenbetten zitiert und gesungen haben. Plötzlich jedoch stellt sich die Frage ganz anders. Nicht: »Wie wird es nach dem letzten Atemzug weitergehen?« (Wer eine »gewisse Hoffnung des ewigen Lebens« hat, kann darauf gespannt warten!) Erst recht nicht: »Kann man denn nicht eventuell das Sterben noch etwas hinausschieben?« (Das versuchen ja die besorgten Ärzte engagiert!)

Vielmehr war da bei mir die Frage: »Lüge ich mir nicht in die eigene Tasche, wenn ich gespannt auf das kommende Daheimsein bei Jesus warte? Ist es denn so sicher ausgemacht, dass Jesus mich ewig bei sich haben will — angesichts des Vielen, mit dem ich Jesus betrübt, den heiligen Gott entehrt, Menschen wehgetan habe? Wie oft wollte Jesus in mein Leben hineinwirken, aber ich meinte, das nicht zu brauchen! Wie oft habe ich Gott mit meinen Alleingängen betrübt, mit meinem theologischen und kirchenpolitischen Einsatz suchenden Menschen vor den Kopf gestoßen! Habe ich in all den schönen gemeindlichen Aufgaben und in den faszinierenden weltweiten ›Diensten‹ mir selbst gedient, mich selbst gemeint — oder die Ehre des Christus Jesus? Flüchte ich mich nicht unberechtigt in eine selbstgemachte Jenseitsvertröstung, wenn ich der Großmutter nachspreche: ›Ich wandre meine Straßen, die zu der Heimat führt‹? Sie konnte das mit Fug und Recht sagen. Aber ich?«

Rechte und gute Mediziner verschweigen den Patienten nicht den Ernst der Situation. Sie schwafeln nicht einfach davon, dass es doch oft eine Möglichkeit ganzer Heilung gibt. Vielmehr gehen sie mit dem Patienten einen Weg. Solche Ärzte und Pflegende habe ich dankbar erlebt.

Noch dankbarer jedoch war ich, dass Jesus so spürbar einen Weg mit mir gegangen ist. Er, der sich als Arzt für Kranke wusste, als Retter für Sünder. Er machte mir den Ernst meiner Lage vor Gott bewusst (in den Bekenntnissen der Kirche wird dieses »vor Gott«, dieses »coram deo« so unüberhörbar betont!). Er gab mir die Chance jener Tage und Wochen (unsere Vorfahren hätten zu Recht das eine »Gnadenzeit« geheißen). Wieder einmal war es Philipp

Friedrich Hiller, der jene »erste Stufe« des Heilungsprozesses auf den Punkt brachte: »*Wenn mich die Sünden kränken, so kann ich noch allein an den Versühner denken: Herr, hilf mir, ich bin dein! — Fühl ich mich schwach im Beten und ist mein Glaube klein, soll mich sein Geist vertreten: Herr, hilf mir, ich bin dein! — Macht auch mein Herz mir Grauen, der Herr sei nicht mehr mein, so seufz' ich voll Vertrauen: Herr, hilf mir, ich bin dein!*«

Stufe 2: »Er hat mich angenommen!«

Viel Zeit hatte ich im Krankenhaus. Freunde und Verwandte waren verwundert, dass ich trotzdem gebeten hatte: »Bitte versteht es, wenn ich keine Besuche haben will; ›denn ich brauche alle Kräfte, in dem großen Gott zu ruhn!‹«

Wenn der Professor zur Visite kommt, dann müssen die Besucher fluchtartig das Krankenzimmer räumen. Jesus hatte mit mir noch Wichtigeres zu besprechen als der Herr Professor. Das — und nicht etwa angeschlagene Nerven oder bohrende Schmerzen — war der Grund für meine Bitte gewesen.

Die Tochter schenkte mir einen Kassettenrekorder. Eine Schwägerin brachte mir Musikkassetten mit herrlichen Bach-Chorälen. Zum Heulen schön waren Melodien und Texte: »Wohl mir, dass ich Jesus habe.« Galt das auch mir? Durfte ich das sagen? »... da will ich glaubensvoll, fest an mein Herz dich drücken. Wer so stirbt, der stirbt wohl!«

Es war gut, dass die Schwägerin mich auch mit Predigtkassetten versorgte. Da war Wilhelm Busch zu hören. Es tat mir gut, zu begreifen: Er hat nie so gepredigt, dass Religiöse noch religiöser werden sollten, Gutwillige noch gutwilliger. Die ganzen Predigten zu unterschiedlichsten Texten durchzog die eine Sorge: Kommt doch heraus aus einer trüben Sicherheit! Macht euch doch nichts vor, als ob zwischen Gott und euch alles in Ordnung sei. Merkt ihr denn nicht, dass Jesus um euch ringt? Begnügt euch doch nicht mit religiösen Stimmungen! Der lebendige Retter Jesus« möchte euch so gerne richtig annehmen!

Gut, ich hörte das mit dem »Annehmen«. Aber genau dieses Stichwort löste Fragen aus: Habe ich in den vielen Jahren meines ehren- und hauptamtlichen Dienstes nicht viel zu harmlos von Gott und von seinem Sohn Jesus geredet? Konnte man es mir abspüren, dass ich um Menschen gerungen habe? Wollte ich überhaupt um Menschen ringen? Oder wollte ich etwas attraktivere Gottesdienste gestalten, etwas menschlicher Gemeindearbeit treiben? War ein geheimes Motiv meines Einsatzes, dass doch die Menschen sagen können: »Wir haben einen rechten Pfarrer!«? Oder wollte ich den Jesus vor Augen malen, der sich bis zum Sterben dafür eingesetzt hat, dass Menschen nicht in der Verlorenheit bleiben müssen?

Kann dieser Jesus sich auch jetzt noch für mich einsetzen? Habe ich nicht Gottes heilige Ehre beschmutzt? Ist es nicht folgerichtig, dass er mir nun den Rücken zuwendet, nachdem ich ihn so oft abgewiesen habe, als er mit mir etwas vorhatte? Mache ich Gott nicht zu einem Popanz, zu einer Marionette meiner Wünsche, wenn ich jetzt darauf baue, dass er mich noch einmal annimmt? Ist es nicht fast ein religiöser Taschenspielertrick, den man im Lauf eines Pfarrerlebens beherrscht, dass man jede Regung des Gewissens mit einem tröstlichen Bibelwort erstickt?

Allerdings war es ein Bibelwort, das mich aus den abgründigen Fragen herausriss. Es war jedoch kein Bibelwort, das ich mir selbst aus dem Fundus gängiger Trostworte zusprach, sondern eigentlich »zufällig« teilte mir Gott ein Wort zu. Nämlich aus der Esau-und-Jakob-Geschichte. Die war »dran« in meiner fortlaufenden persönlichen Bibellese.

Da hatte einst Jakob seinem Bruder Esau das ganze Leben vermasselt. Er hatte ihn betrogen, ihn öffentlich als thumben Toren gebrandmarkt, ihn lebenslang um den Segen gebracht.

Es war doch nahe liegend, dass Jakob nach langem Aufenthalt in der Fremde umgetrieben war von der Frage: »Vielleicht — wenn ich Esau genug besänftige mit Geschenken von ganzen Herden — wird er mich annehmen!« Da war es wieder, dies Wort: »annehmen«.

Für Jakob stellte sich einige Stunden später die Frage ganz anders. Die bange Frage: »Wird mich mein Bruder annehmen?« war weit überboten und erschreckend vertieft durch die Frage: »Kann denn

Gott mich segnend annehmen, oder habe ich vor Gott mein Leben verspielt?«

Aus diesem Schrecken heraus schrie Jakob zu Gott: »Ich lasse dich nicht, du segnest mich denn!« Die Antwort Gottes war, dass Gott sein Angesicht leuchtend über Jakob erhob. Er war »angenommen«! Er, der doch mit Gott gespielt, fast »gepokert« hatte. Sogar Esau begegnete Jakob so mit Annahme, dass Jakob seinem Bruder staunend sagen konnte: »Ich sah dein Angesicht, als sähe ich Gottes Angesicht; freundlich hast du mich angesehen!«

Wenn ein schwacher, sterblicher Mensch wie Esau so annehmen konnte, dann ist es doch erst recht die Ehre Gottes, Unwürdige anzunehmen. Das war nicht in die Bibel hineingelesen. Das hatte mir Jesus aus der Bibel zugeteilt! Dass Gott in Jesus Unwürdige »annimmt«, ist die Zentralaussage der »besten Botschaft«. »Christus hat uns angenommen!«

»*Jesus nimmt die Sünder an!*«, »*Der Herr nimmt mein Gebet an!*«, »*Du leitest mich nach deinem Rat und nimmst mich am Ende mit Ehren an!*«, »*Du, Gott, hast dich meiner Seele herzlich angenommen, dass sie nicht verdürbe; denn du wirfst alle meine Sünden hinter dich zurück!*«, »*Ich will euch gnädig annehmen!*« Und dann — geradezu eine Krönung all dieser Gotteszusagen: »*Ich will mich meiner Herde selbst annehmen*«, gerade weil die eigentlich dazu eingesetzten Hirten versagt haben!

Jetzt möchte ich in Anlehnung an Ludwig Hofackers Sterbebettwort »einfach gelten lassen«, dass Jesus auch mich angenommen hat. Der Jesus, der seine Hände nach mir ausgestreckt hat — bis in die Krankheitszeit hinein!

Ein lieber Freund meinte: »Es ist ja psychologisch verständlich, dass du unter dem Druck der Krankheit dich selbst hinterfragt hast! Nimm's nicht so tragisch!«

Ach was! »Hinterfragt« hatte ich mich lange genug, ob ich aus lauter Angst vor dem Sterben jetzt plötzlich religiös etwas tiefer zu graben versuchte. Oder ob es mir wirklich darum geht, Gott noch einmal ganz anders als bisher in meinem Leben zu seinem Recht kommen zu lassen?

Auch diese Frage trifft nicht das Eigentliche. Nicht *mir* ging es um etwas, sondern Jesus ging es um etwas bei mir! Jesus hat »erneuert«.

Er hat Beschwerliches dazu benutzt, um in mir Heilsames zu »schaffen«.

Als meine Krankheit entdeckt wurde, da wurde mir der »beste Chirurg« der Region empfohlen. Aber gleich wurde dazugesagt: »Er ist ein so viel beschäftigter Mann! Es ist gar nicht selbstverständlich, dass er Sie annimmt!«

Er hat mich angenommen; dafür bin ich ihm unsagbar dankbar. Dankbar bin ich auch dafür, dass er mich den Ernst des Befundes einfühlsam wissen ließ und doch nicht sein Behandeln abbrach.

Aber noch entscheidender war für mich, dass Jesus mich zu seiner tief greifenden Behandlung angenommen hat. Denn das ist und bleibt Hauptsache, mehr als alle uns so wichtige Gesundheit: Jesus nimmt Erlösungsbedürftige an! Deshalb können unvollkommene, geängstete, kleingläubige Menschen durch Jesus hineingeholt werden in die »gewisse Hoffnung des ewigen Lebens«. Dafür will Jesus sorgen. Gerade in Notzeiten. Philipp Friedrich Hiller hat es in die Liedzeile gefasst: »*Kann man Gott in Trübsal loben? Ja, o ja! Er ist nah, wenn auch Stürme toben! Sein Wort dringt dann tief zu Herzen ...*«

Stufe 3: Ich kann nur empfehlen

Wir Christen brauchen wieder eine Gesamtschau vom »ewigen Leben«. Jesus ist die »Auferstehung und das Leben«. Wer ihn hat, wer mit ihm verbunden ist wie die Rebe mit dem Weinstock, wie der heranwachsende Embryo mit der Mutter, der kann doch gar nicht mehr richtig sterben! Deshalb ist die »gewisse Hoffnung des ewigen Lebens« kein Trostpflaster für Sterbende. So in dem Sinn: »Keine Angst, irgendwie geht es ja doch weiter!« Sondern all das Großartige, das Menschen hier in diesem Erdenleben mit Jesus erfahren können, ist schon »ewiges Leben«: der Ruf von Jesus an uns; die Befreiung von unguten Bindungen; die Freude an der Gemeinschaft mit dem Volk Gottes; die Durchblicke und Einblicke, die geschenkt wurden; die Vergebung von Schuld; das Vorrecht des Redens mit Gott; die uns anvertrauten Aufgaben und so Vieles mehr! In den Krankheitswochen habe ich angefangen, Gott unter Nennung der

Namen ausdrücklich für die Frauen und Männer zu danken, mit denen er mein Leben reich gemacht hat. Bis heute bin ich noch nicht zu Ende damit.

Zu erkennen, was wir an Gott und seinem Sohn haben und wie sie unsere Erdenjahre reich gemacht haben, das ist »ewiges Leben«! Schon jetzt. Und dann erst recht in Gottes Welt. Was wir dort erst erkennen werden!

Neu bin ich meiner Mutter dankbar geworden, dass sie mich einst in jungen Jahren — geradezu in »sportlichem Ehrgeiz« — eine Fülle von Chorälen und geistlichen Liedern auswendig lernen ließ. Die habe ich in den Krankheitswochen repetiert. Neue habe ich dazugelernt. Die wenigen Besucher habe ich gebeten, mir eines der besonders ausgewählten Lieder vorzulesen und vorzubeten. Erstaunlich, was ich erlebte: Der angefochtene Menschengeist wurde frei von der besorgten Frage: »Wie geht es mit mir weiter?« Vielmehr beschäftigten sich die Gedanken — bis in die Halbwachheit hinein, ja bis in die schlaflosen Nachtstunden hinein — mit diesen Strophen, die so getränkt sind von biblischer Wahrheit und von Gottestrost. Die heute so gängigen Chorusse, gestimmt auf subjektives »Halleluja, ich liebe dich!« tragen im Ernstfall nur schwer durch. Zum staunenswerten Reichtum des »ewigen Lebens« gehören auch die Glaubens- und Bekenntnislieder früherer Christengenerationen. Wir können in den Zusammenhängen weltweiter Christen leben. Aber nicht nur im Kontakt mit Christen von Ostasien bis hin nach Südamerika, sondern auch im Lernen von der Christenheit, angefangen von Augustin bis hin zu Gerhard Fritzsche. Nur zu unserem eigenen Schaden lassen wir diese Glaubenszeugnisse auf der Seite liegen. Statt zu klagen: »Lieber Gott, warum muss das mir passieren?!«, könnten wir uns wiederfinden in der Gebetsbitte von Philipp Friedrich Hiller: *»Wirk es, o du Geist des Glaubens, dass ich mutig sterben kann; die Verheißungen erlauben's, die der Heiland uns getan. Wer gerecht ist, stirbt nicht mehr; denn durch Christus lebet er.«* (Eine ganz besondere Hilfe waren mir die Kurzlebensbilder in den Büchern »Dennoch fröhlich singen« und »Den Kummer sich von Herzen singen«.)

In den zurückliegenden Jahrzehnten ist es weltweit unter Christen üblich geworden, die Beschäftigung mit dem »Leben nach dem Tod«

abzutun. Stattdessen wurde daran erinnert: »Es gibt ein Leben *vor* dem Tod!« Aber mir scheint: Wir Deutschen haben wieder einmal zu pedantisch ernst gemacht mit dieser Parole. Nun tun wir bis hinein in die frommsten Zirkel so, als ob Gott sich ganz speziell um Lebenserhaltung und um Lebensverlängerung annehmen müsse. Dabei ist doch Gott in seiner erbarmenden Güte darauf spezialisiert, unwürdige Menschen »würdig zu machen, jene Welt zu erlangen und die Auferstehung von den Toten«. Darin bestand des gekreuzigten Jesus letztes Heilungswunder, dass er einen sterbenden Verbrecher der ewigen Welt würdig machte. Dazu kann Jesus auch Zeiten von Angst, Not und von Trauer benutzen. Jesus ist darauf aus, dass Menschen »richtig gesund« werden!

Gottes Gnade bleibt bestehn!

Weicht ihr Berge, fallt ihr Hügel, brecht ihr Felsen alle ein;
Gottes Gnade hat das Siegel, sie will unverändert sein.
Lass die Welt zu Trümmern gehen, Gottes Gnade wird bestehn.

Gott hat mir ein Wort versprochen, Gott hat einen Bund gemacht,
der wird nimmermehr gebrochen, bis er alles hat vollbracht.
Er, die Wahrheit, trüget nicht, was er saget, das geschieht.

Seine Gnade soll nicht weichen, wenn gleich alles bricht und fällt,
sondern ihren Zweck erreichen, bis sie mich zufrieden stellt.
Ob die Welt voll Heuchelei, Gott ist gütig, fromm und treu.

Er, der Herr, ist mein Erbarmer, so hat er sich selbst genannt;
Das ist Trost, so werd ich Armer, nimmermehr von ihm getrennt.
Sein Erbarmen lässt nicht zu, dass er mir was Leides tu.

Nun so soll mein ganz Vertrauen ankerfest auf ihm nur ruhn;
auf ihn will ich Felsen bauen, was er sagt, das wird er tun.
Erd und Himmel kann vergehn, sein Bund bleibet feste stehn.

Benjamin Schmolck, 1723

Gott spart nicht mit Herausforderungen, aber er kommt mir mittendrin entgegen

INGEBORG BIRK

Aus den Briefen an meine Freunde

Für mich begann am 21. August 2000 ein neuer Lebensabschnitt. Wir waren von einer Mädchenfreizeit in Ameland unterwegs nach Hause. Es war 1.30 Uhr. Fast alle waren eingenickt, als es plötzlich krachte und wir schleuderten. Alles, was ich beim Aufschrecken aus dem Schlaf denken konnte, war: »Festhalten! – Ob jetzt alles vorbei ist?«

Es war nicht vorbei. Der Busfahrer konnte den Bus wieder unter Kontrolle bringen – oder war es Gott? Wir kamen heil nach Hause. Bei einer »Beruhigungspause« ermutigte ich einige Mädchen: »Wir können uns jetzt ausmalen, was alles hätte passieren können. Oder wir können uns damit beschäftigen, dass wir Gott danken, dass er uns in dieser Extremsituation bewusst gemacht hat, wie wunderbar er bewahren kann.«

Nach unserer Ankunft zu Hause wurde mir das noch deutlicher, als in den Nachrichten ein Busunglück aus Österreich in derselben Nacht gemeldet wurde, bei dem es 14 Todesopfer gab – junge Menschen.

Dieser Rückreisetag, an dem ich nachmittags noch einen Untersuchungstermin hatte, war dann auch der Tag, an dem der Arzt mir eröffnete: »Es ist nicht so harmlos, wie wir im Februar angenommen haben. Vermutlich ist es Krebs: Brustkrebs, der auch schon die Haut angegriffen hat. Am besten gehen Sie so bald wie möglich ins Krankenhaus.«

Eine recht hektische Woche begann: Zum einen gab es nach der Freizeit und vor der nächsten noch eine Menge Dinge aus- und einzupacken, zu organisieren, abzusprechen und abzurechnen. Zum anderen war ich mein Leben lang noch nie als Patientin im Krankenhaus gewesen. Ich kannte alle möglichen Übernachtungsarten: vom Camping über Segelboot und Pferdewagen bis hin zum Nobelhotel. Aber Krankenhaus war für mich Neuland. Was sollte ich tun? Sowohl Haus- als auch Frauenärztin waren im Urlaub. Welcher Arzt, welches Krankenhaus waren für eine Behandlung geeignet? Da erlebte ich, wie schon oft, dass Gott zur rechten Zeit Menschen schickte, die weiterhelfen konnten. Auch wenn es vom menschlichen Gesichtspunkt aus ein schlimmer Zeitverlust war, dass die Diagnose im Februar nicht richtig gestellt wurde — Gott hat ein perfektes Timing!

Eine Freundin, die selbst vor etlichen Jahren an Krebs erkrankt war, gab mir die Nummer der telefonischen Krebsberatung und von dort bekam ich die Empfehlung für ein Krankenhaus.

Ein Kollege bot mir in Absprache mit seiner Frau an, seinen Urlaub ausfallen zu lassen, um für mich die Reiterfreizeit im Lahntal zu übernehmen.

Im Krankenhaus bekam ich schon für den 29. August 2000 einen Platz — mit dem Operationstermin für den 30. August. Auf diese Weise gab es keinen weiteren Zeitverlust und meine Tochter war außerdem auf der Reiterfreizeit gut versorgt.

Bei der Untersuchung im Krankenhaus ergab sich dann allerdings, dass der Krebs schon recht weit fortgeschritten war und deshalb drei Chemotherapien der Operation vorgezogen werden mussten, um den Tumor so weit wie möglich zu verkleinern und einzugrenzen. Der Termin für die erste Chemotherapie war der 1. September. Ein rasantes Tempo!

Vieles musste geklärt werden. Gerade darin erkannte ich Gottes Weg mit mir: Er kam mir entgegen, offenbarte sich mir, tröstete mich, machte mir Mut und half mir weiter.

Da war zum Beispiel die Empfehlung, sich schon möglichst vor der ersten Chemotherapie eine Perücke anfertigen zu lassen, da die Haare recht schnell ausfallen. Ich hatte jedoch überhaupt keine

Gelegenheit dazu gehabt, mich mit diesem Thema zu befassen. Während ich mich noch darum sorgte, schickte Gott eine Freundin zu mir ins Krankenhaus, die mir eine Adresse gab, wo man Perücken nicht erst bestellen, sondern gleich anprobieren und kaufen konnte. Fünf Tage später hatte ich meine Perücke zu Hause und war vorbereitet, als mir zehn Tage später sämtliche Haare ausfielen.

Genau in dieser Zeit hatte eine andere Freundin Vertretung in einer Apotheke, in der sie schon seit langer Zeit nicht mehr gearbeitet hatte. Mit meiner Diagnose im Hinterkopf wurde sie stutzig, als wiederholt Kundinnen bestimmte Mittel auf Rezept abholten, die bei Krebs das Immunsystem stärken sollten. Sie kannten den Arzt, der die Rezepte ausstellte und ließ sich einen Termin für mich geben. Eine weitere Freundin bot an, mich dreimal wöchentlich mit dem Mittel zu spritzen. So hatte ich von Anfang meiner Krankheit an gleich noch eine gute Zusatzversorgung, von der ich erst im Lauf der Wochen — als mir verschiedene Leute Empfehlungen über Ernährung, Vitamine, Enzyme usw. brachten — begriff, wie gut durchdacht und ausgewogen sie ist.

Viele gute Bekannte und Freunde meldeten sich bei mir, boten mir Hilfe an und versprachen mir, mich im Gebet zu begleiten.

Als ich am 4. September aus dem Krankenhaus entlassen wurde, konnte ich langsam anfangen nachzudenken, wie das mit meinem Leben jetzt aussieht. War ich immer noch bereit zu sagen, was ich den Mädchen in Ameland gesagt hatte: »Keiner stirbt an einem Unfall oder einer Krankheit oder einem menschlichen Versagen. Wir sterben alle am Willen Gottes. Anderes ist nur vordergründig.« — Ja, es blieb dabei.

Meine Frage war nun: »Wie sollte ich mich als Kranke verhalten? Gibt es Dinge, die Gott speziell Kranken sagt?«

Da kam mir das Wort aus Jakobus 5, 13-16 in den Sinn: »Leidet jemand unter euch, der bete; ist jemand guten Mutes, der singe Psalmen. Ist jemand unter euch krank, der rufe zu sich die Ältesten der Gemeinde, dass sie über ihm beten und ihn salben mit Öl in dem Namen des Herrn. Und das Gebet des Glaubens wird dem Kranken helfen, und der Herr wird ihn aufrichten; und wenn er Sünden getan hat, wird ihm vergeben werden. Bekennt also einander eure Sünden und betet füreinander, dass ihr gesund werdet. Des Gerechten Gebet vermag viel, wenn es ernstlich ist.«

Eine Freundin, die an einer unheilbaren, noch wenig erforschten Krankheit leidet, hatte mir erzählt, wie sie dieses Wort einmal für sich beanspruchte. Sie war damals nicht plötzlich gesund geworden: Ihre Krankheit war jedoch zum Stillstand gekommen, sodass sie heute als Missionarin in Hongkong leben und arbeiten kann.

War das nun auch für mich eine Möglichkeit? Drei Personen aus der Gemeinde waren bereit zu diesem Dienst. Sie besuchten mich am 6. September. Wir waren uns einig, dass es uns nicht um einen Automatismus von Gebet und Heilung ging. Es ging uns aber darum, dass wir das beanspruchen und tun dürfen, was Gott in seinem Wort anbietet. So legten wir an diesem Abend mein Leben und meine Krankheit ganz bewusst noch einmal in die Hand Gottes. Wir baten, dass er daran und darin nach seinem Willen und zu seiner Ehre handelt. Für bewusste und unbewusste Sünde hatte ich Gott um Vergebung gebeten. Danach wurde ich gesegnet und im Namen des dreieinigen Gottes gesalbt.

Die Krebserkrankung verflog nicht, aber der Friede Gottes war da.

Nach der Operation Mitte November erholte ich mich rasch. Ich war in keiner Weise in der Beweglichkeit und Belastbarkeit meines Armes eingeschränkt, wie das evtl. als Folge der Operation hätte sein können. Allerdings waren die Befunde der Gewebeuntersuchungen nicht gerade so, wie man es sich wünscht. Als ich den weiteren Behandlungsplan hörte, war ich doch ziemlich niedergeschlagen: eine weitere Chemo nach herkömmlicher Art; danach 20-25 Bestrahlungen; im Januar oder Februar 2001 weitere, schärfere vier Chemos. Meine Tochter Debora tadelte mich: »Sag mal, willst du nicht zu viele Wunder. Gott hat doch schon so viele getan!«

Ich musste ihr Recht geben. Gott hatte bisher so gut für mich und uns gesorgt. Warum sollte ich mich da für die Zukunft sorgen? Für die war doch Gott zuständig!

Als Menschen haben wir sie nie im Griff. Im Krankenhaus wird uns das eher bewusst als in gesunden Zeiten. Trotzdem graute mir vor den vier starken Chemos. Aber ich wollte es glauben, dass Gott denen, die ihn lieben, alle Dinge zum Besten dienen lässt. Bisher war es immer so, dass die dunklen Täler mich zwar nicht begeistert, aber doch jedes Mal Gott näher gebracht hatten.

Im März 2001 schrieb ich an meine Freunde:
Die letzten Wochen habe ich damit gefüllt, mich auf die 35 Bestrahlungen vorbereiten zu lassen, die Bestrahlungen abzuarbeiten und mich nun für den nächsten Chemoblock zu erholen. Das alles zieht sich immer weiter in die Länge. Waren zunächst vier weitere Chemos angesagt, so kam bei der letzten Besprechung beim Professor heraus, dass es sechs sein werden. War zunächst geplant, dass die Chemos drei Wochen nach der letzten Bestrahlung beginnen sollten, so sind es nun fünf bis sechs Wochen, weil sich meine Haut noch nicht richtig erholt hat. Nicht mehr verbindlich planen zu können, ist schwer — leichter gesagt als getan!

Und doch gibt es immer wieder viel Grund zum Danken. Gott spart nicht mit Herausforderungen, aber er kommt mir mitten drin mit seiner Gnade entgegen. So gab es für mich im Januar eine ordentliche Krise, als ich durch ein Missverständnis für fünf Tage damit zu leben hatte, dass inzwischen auch in der Leber Metastasen aufgetreten seien. In diesen Tagen musste ich mich noch einmal ganz neu dem Tod stellen — sollte bereits das letzte Stadium begonnen haben? Sollte es voraussichtlich schon in zwei bis vier Monaten mit dem Leben hier zu Ende sein?

Es war eine eigenartige Zeit. Zum einen wollte ich mich der Auseinandersetzung nicht entziehen. So versuchte ich noch alles zu klären und zu ordnen, was noch unklar war, z. B.: Wie geht es für Debora weiter? Ich ordnete so lange, bis ich den Eindruck hatte: Jetzt ist der Weg bereit.

Zum anderen verstärkte sich für mich gerade in diesen Tagen der Eindruck, dass ich von Gott für mein Leben noch einmal etwas Neues erwarten darf. Dazu ermutigten mich Worte aus den Losungen und dem Bibellesezettel. Trotzdem war ich misstrauisch mir selbst gegenüber. Nachdem ich gehört hatte, es gehöre zum allgemeinen Erscheinungsbild der Krebskrankheit, dass der Kranke einen ungeheuren Lebenswillen an den Tag lege, fragte ich mich, ob ich mir nun etwas zurechtbastelte oder einfach typisch krebskrank reagiere.

Da war es mir ein besonderes Geschenk, als Freunde, von denen ich wusste, dass sie mir nichts vormachten, kamen und mir ähnliche Gedanken zum Leben und für neue Aufgaben mitbrachten, die sie beim Überlegen und Beten vor Gott für mich gewonnen hatten. Fast gleichzeitig löste sich der Irrtum auf. Die Krebserkrankung ist seither nicht weiter fortgeschritten. Ich kann nur danken — nicht nur dafür, dass ich noch einmal davon gekommen bin, sondern auch dafür, dass ich diese fünf Tage erleben durfte.

Im Juli 2001 konnten meine Freunde folgende Zeilen lesen:
Nachdem in den letzten Tagen wieder vermehrt Nachfragen nach meinem Ergehen eingegangen sind, habe ich den Eindruck, dass es an der Zeit ist, wieder einen Brief zu schreiben. Ich hoffe, dass es der letzte »Krankheitsbrief« sein wird und dass ich euch bereits im nächsten Brief von meinem Neustart in die Arbeit berichten kann.

Meine Ausgangssituation war vom medizinischen Standpunkt aus nicht sehr verheißungsvoll. Deshalb wollte der Professor eine größtmögliche Sicherheit für mich erreichen: Nach den vier schärferen Chemos schob er noch zwei »mildere« Chemos ein.

Nach diesen beiden Chemos war eine Pause von acht Wochen geplant. Diese konnte allerdings auf fünf Wochen reduziert werden, weil es mir so gut ging.

Wegen der bevorstehenden neuen Chemos machte ich mir einige Sorgen, da ich von recht drastischen Nebenwirkungen erfahren hatte (z. B. Taubheit als Dauerschädigung). Immer wieder konnte ich es nur Gott hinlegen: »Wenn du noch etwas mit mir vor hast, dann kann ich mir nicht vorstellen, dass es in meinem Fall ohne Gehör gehen könnte — aber du weißt es am besten.«

Nun, nach zwei Chemos dieser scharfen Sorte kann ich nur danken. Außer einer großen Müdigkeit, die mich jeweils für eineinhalb Tage ziemlich träge sein ließ, hatte ich weder mit Übelkeit noch mit Nervenschmerzen zu kämpfen. Ich konnte die Zeit richtig genießen.

Im Dezember 2001 schrieb ich in meinem Brief:
Es gibt so viel Grund zum Danken! Die ersten Nachsorgeuntersuchungen sind gut verlaufen. Ich darf mich also als gesund bezeich-

nen. Seit 1. Oktober arbeite ich wieder. Abgesehen davon, dass es mit der Zeiteinteilung noch etwas hapert und meine Energie relativ schnell erschöpft ist, war der Wiedereinstieg problemloser als erwartet. Schon zerrinnt die Zeit wieder viel zu schnell unter den Händen und die tägliche Stille muss hart erkämpft werden. Eine kleine Erinnerung an die Krankheit begleitet mich damit, dass fast gleichzeitig mit meinem beruflichen Neustart mein Arm dick geworden ist und ich nun wöchentlich regelmäßig zwei Mal zur Lymphdrainage muss und die Ärztin mir in Aussicht stellte, dass das wohl die kommenden Jahre so bleiben wird. Meine etwas enger gewordenen Grenzen zu bejahen und besser zu lernen, das Wesentliche vom Wichtigen zu unterscheiden, das wird in den nächsten Wochen und Monaten die größte Herausforderung für mich sein.

Glücklicherweise darf ich in diesem Lernprozess auf den biblischen Zuspruch zurückgreifen, den Jesus schon Paulus gegeben hat: Lass dir an meiner Gnade genügen, denn meine Kraft ist in den Schwachen mächtig.

Manches Ende ist ein Anfang

Manches Ende ist ein Anfang,
manche Nacht das Morgengraun.
Mancher Tod bringt neues Leben
und Enttäuschung mehr Vertraun.

Geh den Weg mit bis zum Ende.
Geh den Weg mit durch die Nacht.
Geh durch Tod mit und durch Sterben
und dann zeig uns deine Macht.

Deine Hand ertast ich zitternd,
ängstlich horch ich, was du sagst.
Und ich fange an zu ahnen,
dass du liebst, selbst wenn du plagst.

Geh den Weg mit bis zum Ende,
geh den Weg mit durch die Nacht.
Geh den Weg durch Tod und Sterben
und dann zeig uns deine Macht.

Jürgen Werth

Leukämie —
was wird aus meinem Kind?

HEIDI SPERR

> lieber Gott
> Lass mich nicht so jung sterben.
> Und das keine andere krankheit mer kommt
> Amen!

Betroffen lese ich den etwas zerknüllten Zettel, den ich beim Wäsche sortieren aus Mirjams Hosentasche fische. Irgendwie habe ich plötzlich einen Kloß im Hals und überlege angestrengt, wann und warum sie das wohl aufgeschrieben hat. Die Mädchenjungschar! — das muss es gewesen sein. Kürzlich hatten Damaris (elf Jahre) und Mirjam (acht Jahre) vom letzten Jungschartreffen erzählt. Sie hatten sich mit dem Gebet beschäftigt und jeder sollte etwas aufschreiben, wofür er Gott danken und bitten wollte. Da war meinem sonst fröhlichen, so unbeschwerten und lebensbejahenden Mädchen diese Bitte eingefallen. Ob sie wohl die Vergangenheit mehr beschäftigt oder gar belastet als ich ahne?

Meine Gedanken gehen unwillkürlich zurück in die Vergangenheit. Ende November 1997 wurde innerhalb weniger Tage aus der

Ahnung, dass es unserer Jüngsten irgendwie nicht gut geht, die Diagnose Leukämie *(ALL= Akute lymphatische Leukämie).* Nachdem sie tagelang recht lustlos und schlapp herumgehangen hatte, sich dauernd freiwillig hinlegte und schlief, bei jedem Schritt motzte und ihr auch sonst alles zu anstrengend war, wartete ich auf den Ausbruch irgendeines Infekts. Aber außer ein wenig Fieber und einem blassen Gesicht konnte ich nichts feststellen. So schleppten wir uns durch mehrere Wochen, bis mir eines Abends blitzartig der Gedanke durch den Kopf schoss: »Und wenn sie Leukämie hat?« Ich las in unserem Buch über Kinderkrankheiten alles über die Symptome und so manches traf schon zu – anderes aber überhaupt nicht. Trotzdem ließ ich mir einen Termin beim Kinderarzt geben. Ohne meine Bedenken auszusprechen, wurde Mirjam untersucht und wegen ihrer Blässe ein Blutbild gemacht. Dies brachte alles in unserem Leben in Bewegung und die Ereignisse überschlugen sich für uns.

Schon an gleichen Abend war ich mit Mirjam in der Kinderklink in Darmstadt. Ihr Blutbild zeigte sehr schlechte Werte. In Darmstadt gibt es keine Kinderonkologie, deshalb wurden wir am nächsten Tag in die Uniklinik Frankfurt verlegt. Nach einer schlaflosen Nacht saßen wir im Taxi nach Frankfurt. Ich war sehr froh, dass ich mich um nichts kümmern musste, weil sich unser Fahrer auch in der »Klinikstadt« unglaublich gut zurechtfand und uns bis zur zuständigen Station begleitete. Er sollte zu einem wichtigen Begleiter in den nächsten Monaten für uns werden.

Auch hier gab es eine ärztliche Untersuchung, ein erstes Gespräch, das ich sehr einfühlsam erlebte, ein Gang zum Labor. Alles wirkte irgendwie seltsam unecht, obwohl ich es gerade erlebte. Dann endlich ein eigenes Zimmer. Unendlich vieles strömte auf uns ein: am Tag darauf endlich die erste Knochenmarkpunktion (KMP) und schon wenige Minuten später die Gewissheit: Mirjam hat Leukämie; die Heilungschancen durch die Chemotherapie lagen bei 60 Prozent. Die Therapie begann noch am gleichen Abend. Ich sollte unser Kind darauf vorbereiten, dass es bald alle Haare verlieren würde. Klinikalltag brach für uns an: morgendliches Betten machen, wiegen, Blutdruck messen, frühstücken, Visite, Blutbild, Vormittag irgendwie herum bringen, Mittag essen, lesen, basteln, spielen, fernsehen, Abendessen, Elternliege aufbauen ... und nebenher genau nach Therapieplan Infusionen, Tabletten, Spülungen.

Die Therapiepausen verbrachten wir zu Hause – allerdings ohne Beteiligung am Gemeindeleben und nahezu ohne Außenkontakte. Mirjam sollte so gut wie möglich vor Infekten geschützt werden. Trotzdem gab es immer wieder eine Woche Klinikaufenthalt im Einzelzimmer wegen Fieber, Gürtelrose, Husten ... Das aktuelle Blutbild bestimmte unser Verhalten, der Therapieplan legte unseren Tagesablauf fest.

Die Station für Onkologie und Hämatologie ist sehr wohnlich gestaltet: große Krankenzimmer, geräumige Badezimmer, ein schönes Spielzimmer, eine gut eingerichtete Elternküche, ansprechende Farben im Flur, kindgerechte Bilder an den Wänden und lustige Tierbilder an sämtlichen Türen. Wir wohnten anfangs im Löwenzimmer, ein Bild das mir später viel zu sagen hatte. Mirjam sprach anfangs nicht gut auf die Chemotherapie an, die Krebszellen gingen nicht in der gewünschten und erwarteten Weise zurück. Plötzlich war die Rede von einer Knochenmarktransplantation. Wir Eltern und die beiden älteren Geschwister wurden als Spender gecheckt. Nach mehreren Wochen Wartezeit auf das Ergebnis kam die niederschmetternde Nachricht: kein 100 Prozent passender Spender im engsten Familienkreis. Inzwischen befand sich Mirjam allerdings durch die Chemotherapie in Remission und wir wollten den »normalen Therapieweg« weiterführen.

Insgesamt acht Monate Intensivtherapie galt es zu bewältigen – mit allen Höhen und Tiefen, Anstrengungen und Überraschungen, die darin lagen. Den Abschluss dieser Zeit bildete eine Reihe von Hirnbestrahlungen zur Minimierung des Rückfallrisikos. Die erste Stufe war geschafft. Mirjam durfte wieder am normalen Leben teilnehmen und kam in die Schule. Die Haare begannen wieder zu wachsen, das Aufgedunsensein durch die Medikamenten ging zurück, der normale Alltag hatte uns wieder. Wir feierten unseren Etappensieg mit einem großen Dankeschönfest, zu dem wir alle einluden, die mit uns gehofft und gebangt, gebetet und uns geholfen hatten. Mirjam war in der so genannten remissionserhaltenden

Dauertherapie und musste noch weitere eineinhalb Jahre Chemotabletten schlucken und in regelmäßigen Abständen zur Überwachung in die onkologische Ambulanz.

In dieser Zeit lag unsere vierwöchige Kur speziell für Familien mit einem krebskranken Kind. Doch ausgerechnet dort ging es Mirjam von Anfang an schlecht. Sie zeigte einige Symptome, die auf einen Rückfall hinwiesen und unsere Angst davor wurde von Tag zu Tag größer. Am Ende der dritten Kurwoche entschlossen wir uns zu einer erneuten Knochenmarkpunktion. Wir atmeten auf, als uns der Arzt am späten Abend am Telefon mitteilte, dass kein Rückfall vorlag! Auf Entspannung hatten wir uns für diese Wochen eingestellt, nun war es eine Zeit der Anspannung, der Angst und schließlich der Erleichterung gewesen.

Mirjam brauchte lange, um sich von diesem Infekt zu erholen. Wir fuhren sie wochenlang mit dem Auto zur Schule, weil der Schulweg sie zu viel Kraft gekostet hätte. Am 20. November 1999 jährte sich der Tag der Diagnose zum zweiten Mal. Mirjam nahm ihre letzten Chemotabletten. Wir hielten das in einer Fotoserie fest und machten zur Feier des Tages einen Familienausflug. Dieser besondere Tag hat sich nun schon zum vierten Mal gejährt und die Kontrollen in der onkologischen Ambulanz finden nur noch halbjährlich statt. Alles gute Zeichen, die uns zuversichtlich in die Zukunft blicken lassen!

Beim Schreiben dieses Rückblicks stelle ich fest, dass sich Vieles im Nachhinein sehr sachlich schildern lässt. Aber wenn man in diesen Situationen drin steckt, ist manches oft schwer zu ertragen. Was mir mit am meisten zu schaffen machte, war der ständige Wechsel zwischen Klinikaufenthalten und den Tagen zu Hause. Im Krankenhaus ging es für mich darum, den Tag für Mirjam so kurzweilig wie möglich zu gestalten, ihr vor Angst machenden Behandlungen Mut zu machen, sie von der Übelkeit abzulenken und einfach viel Zeit totzuschlagen. Zu Hause brach der ganze Trubel eines Fünf-Personen-Haushalts wieder über mich herein — und ich konnte mich kaum darauf einlassen. Wenn wir in der Klinik saßen, hoffte ich schnell wieder nach Hause zu kommen. Zu Hause sehnte ich mich nach der Ruhe des Klinikalltags.

Eigentlich wollte ich in den Tagen zu Hause neue Kraft schöpfen, aufatmen und mich für einen neuen Chemoblock erholen. Aber ich spürte mehr und mehr, dass es nicht gelang. Ich ärgerte mich an der Alltagsroutine meines Mannes, war unzufrieden, dass wir so wenig Zeit miteinander verbrachten und konnte nicht verstehen, warum uns dieses schwere Erleben nicht viel enger zusammenschweißte. Jeder von uns hatte eine andere Form der Verarbeitung und es gelang uns nicht besonders gut, einander daran teilhaben zu lassen. Trotzdem war ich froh, dass mein untalentierter Hausmann doch gut mit der neuen Situation zurechtkam und Mahlzeiten, Schulaufgaben und Freizeitbeschäftigung ordentlich koordinierte (Ravioli und Fertigpizza gehören seither allerdings zu den verschmähten Angeboten auf dem Speiseplan!). Nachdem die Kinder anfangs viel bei Bekannten und Freunden Unterschlupf gefunden hatten, war es eine große Erleichterung, als wir eine Frau fanden, die uns regelmäßig half und für Damaris und Tobias zur Bezugsperson und Freundin wurde. Gerade in der ersten Zeit tat es unglaublich gut zu erleben, wie viele Freunde, Bekannte, Verwandte, Nachbarn ... es gut mit uns meinten. Wir spürten dies an den vielen Anrufen, Briefen, Geschenken, Einladungen, Hilfsangeboten, Kuchen usw. Ich spürte, wie schön es ist, in einer Gemeinschaft zu leben und wie wohltuend, wenn andere bereit sind, Leid mitzutragen und sich nicht sprach- und ratlos abwenden.

Regelrecht ärgerlich wurde ich bei dem wahrscheinlich gut gemeinten Zuspruch: »Ach, Leukämie bei Kindern ist ja gut heilbar!« Als ob es sich dabei nur um einen etwas heftigeren Infekt handeln würde und man das schon alles gut im Griff haben könnte. Wenn dann auch noch viel schlimmere Fälle aus dem eigenen Bekanntenkreis, wie zur Bekräftigung, erwähnt wurden, war meine Schmerzgrenze erreicht. Ich empfand es einfach nur abstoßend. Keiner konnte mir sagen, ob mein Kind diese Krankheit überlebt. Da nutzten mir auch keine Statistiken, denn das war klar: Mirjam hatte Krebs und die Wahrscheinlichkeit, dass sie gesund würde, war genauso groß wie das Risiko, dass sie starb.

Bevor wir selbst mit diesem Schicksalsschlag konfrontiert waren, dachte ich immer: Wenn Eltern so etwas erfahren, dann fallen sie erst mal ins Bodenlose und die Frage, warum Gott so etwas zulässt, wird riesengroß. Erlebt habe ich allerdings etwas ganz anderes. Gott hatte mich nicht unvorbereitet in diese Situation geschickt. Er hatte mich stark gemacht und so konnte ich ganz für Mirjam da sein und war nicht so sehr mit meinen eigenen Gefühlen beschäftigt. Ein Erlebnis war für mich besonders ermutigend: Bei unserem ersten Klinikaufenthalt wohnten wir im »Löwenzimmer«. Ein lustiger Löwe lachte uns an der Tür entgegen und ich kann im Nachhinein überhaupt nicht mehr sagen, wer von uns beiden zuerst an die Geschichte von Daniel in der Löwengrube dachte. Die Leukämie von Mirjam bedrohte unser Leben wie Löwen, die das Maul aufsperren. Aber unser Gott ist stark — er kann sogar Löwen das Maul zusperren. Das machte mir Mut — wie gut, dass unser Vater im Himmel mit uns in solche Angst machenden Situationen geht. Egal, was passiert: Gott ist da und er sorgt für uns. Das ließ mich persönlich ruhig werden und frei sein für die Bedürfnisse von Mirjam.

Deshalb gab es aber dennoch immer wieder Tage, an denen die Fragen überlaut wurden: »Stimmt Gott mich jetzt auf Abschied ein? Muss ich mein Kind hergeben? Muss ich es auf den Tod vorbereiten und ins Sterben begleiten?« Das wurde immer dann besonders stark, wenn es Mirjam körperlich schlecht ging, oder gerade ein anderes Kind einen Rückfall hatte oder im Sterben lag. Da wird das Leben schwer; da bleibt die Zuversicht auf der Strecke; da macht sich Hoffnungslosigkeit und Angst breit. Oft hat mir Mirjams unkomplizierte Art gut getan. Kinder, besonders kleine Kinder, leben stark im Jetzt und Hier. Diesen einen Tag gilt es zu erleben. Wenn der gut war, ist alles gut; und wenn er schlecht war, kommt morgen wahrscheinlich ein besserer. Eine verblüffend einfache, aber gute Lebensart. Mir selbst war in diesen Monaten viel davon verloren gegangen. Ich war urplötzlich herausgerissen aus meinem durchgeplanten Alltag. Mit einem Mal verloren manche Ziele völlig ihre Wichtigkeit, Planung spielte keine Rolle mehr, die eigene Kraft wurde auf nur eine einzige Aufgabe konzentriert: mein Kind durch diese schwere Zeit begleiten. Vorher machte ich mir viele Gedanken, wie ich mein vielfältiges ehrenamtliches Engagement in den Gemeindegruppen etwas begrenzen oder zurückfahren könnte, ohne Schaden anzurichten. Nun war mein sofortiger Totalausstieg aus sämtlichen Aufgaben dran und ich verschwendete keinen Gedanken an die Zukunft dieser Arbeiten. Mirjam und ich genossen es, vor allem in den ersten Wochen, sehr viel Zeit miteinander zu verbringen. Wir bastelten, malten, spielten, ich las Bücher vor. Schade, dass man das im normalen Alltag kaum erlebt, weil uns immer so viele Termine und Verpflichtungen davon abhalten.

Doch diese Therapie dauert lange und das Leben bestand fast nur noch aus Warten: im Wartezimmer, auf die Visite, auf die Zytostatika, auf Laborwerte, auf Blutbilder, auf das Abstöpseln der Infusionen, auf das Taxi, auf den nächsten Chemoblock ... Die schlimmsten Wartezeiten für Mirjam waren immer die Lumbalpunktionstage. In regelmäßigen Abständen bekam sie Hirnwasser punktiert und Zytostatika direkt in den Lumbalkanal gespritzt. Danach sollte sie 24 Stunden ganz flach liegen — eine unvorstellbar lange Zeit für ein fünfjähriges Mädchen. Mein Mann machte ihr bei den letzten drei Punktionen einen 24-Stunden-Kalender — zu jeder vollen Stunde einen Umschlag mit Bildern, Rätseln, Geschichten, Witzen, um die Zeit irgendwie etwas auszufüllen. An den »normalen Kliniktagen« gab es relativ viel Abwechslung durch das Spielzimmer, die Betreuung durch eine Erzieherin, das Spielen mit anderen Kindern, das gemeinsame Frühstück und Abendessen einmal in der Woche in der Elternküche (immer liebevoll zubereitet vom Elternverein), der Austausch mit anderen betroffenen Eltern, der Besuch der Clowndoktoren. Es herrschte eine offene, freundliche Atmosphäre und das half, so manchen Kliniktrott besser zu ertragen.

Für mich war diese Zeit auch stark davon geprägt, einen neuen Umgang mit Ärzten einzuüben. Wenn man so oft und so viel miteinander zu tun hat, baut sich die Hierarchie fast von allein ab und zu manchen Ärzten wächst eine intensive, fast freundschaftliche Beziehung: Ärzte, die nicht nur den kranken Körper heilen wollen, sondern sich in die Situation einer ganzen Familie hineindenken, nachfragen, wie alle damit klarkommen, Zeit haben zum Zuhören, Gespräche anbieten und dann ehrlich und einfühlsam Fragen beantworten. Das half mir sehr, mit der Therapie und all den Fragen zurechtzukommen. Ganz nebenbei einwickelt sich auch tatsächlich so manche Mutter zum Spezialisten in Sachen Blutbild, Zytostatika, Therapieüberwachung ... In der onkologischen Ambulanz betreute uns eine besonders liebe Ärztin. Ich hatte vollstes Vertrauen zu ihr und auch Mirjam mochte sie richtig gerne. Wenn irgend möglich gingen wir zu ihr. Als sie mir nach etwas mehr als zwei Jahren mitteilte, dass sie die Stelle wechseln würde, hat mich das so getroffen, dass ich vor Trauer weinte. Ich wusste, sie würde mir sehr fehlen und es würde für mich keinen echten Ersatz geben. Vielleicht war es aber auch gut, um diese Zeit der Leukämie ganz bewusst abzuschließen.

Während der Therapie hatte sich Mirjam nicht nur äußerlich verändert — sie verlor Haare, Augenbrauen, Wimpern und war ziemlich aufgeschwemmt —, sondern, was uns viel mehr zu schaffen machte, sie hatte depressive Phasen. Ich konnte das lange nicht verstehen, warum sie vor allem bei den Klinikaufenthalten so empfindlich, nörglerisch, egozentrisch, abweisend und dauernd am Weinen war. Natürlich waren die ständige Übelkeit und auch manche Behandlung unangenehm, aber ich wusste, dass sie tapfer und sehr vernünftig sein konnte und so passte dieses Verhalten nicht zu ihr. Erst mit der Zeit begriff ich, dass das Nebenwirkungen des Medikaments Kortison waren. Das kam besonders deutlich in den letzten Wochen der Intensivtherapie zum Ausdruck. Mirjam hatte fast ununterbrochen den Kopfhörer ihres kleinen Kassettenrekorders auf den Ohren, machte nur noch eine trauriges Gesicht, wollte nichts mehr spielen oder malen, brach ständig in Tränen aus und ihre einzige Abwechslung war des Essen. Essen im Vier-Stunden-Rhythmus; auch nachts! Immer nur Maultaschen, Ravioli oder Spagetti mit Hackfleischsoße. Mein Kühlschrank war voll mit diesen Dingen und das einzige, das tröstete und mich diese Phase gut durchhalten ließ, war die Gewissheit, dass sie bald enden würde. Später haben wir über diese Zeit viel gelacht, auch mit anderen betroffenen Eltern, die ganz Ähnliches erlebt hatten. »Ich kam mir vor wie in einer Würstchenbude«, erzählte eine befreundete Mutter. »Sophie aß in dieser Zeit nur Würstchen und zwar nagte sie nur die äußere Haut davon ab. Das andere blieb übrig.« Guten Appetit — kann man da nur sagen.

Mirjams Intensivtherapie endete mit einer Folge prophylaktischer Schädelbestrahlungen. Jeden Tag, wenn sie sich auf diese Strahlungsliege legte und unter ihrer engen Maske verschraubt wurde, bekam ich eine beklemmendes Gefühl. Nach acht Monaten intensiver Chemotherapie versuchte man, immer noch versteckte Krebszellen abzutöten. An die unterschiedlichen Zytostatika hatte ich mich inzwischen gewöhnt, aber diese Bestrahlungen machten mir neu klar, wie krank mein Kind war. So krank, dass man in Kauf nahm, andere körperliche Schäden durch die Behandlung zu verursachen. Das war Mirjam nach dem Aufklärungsgespräch auch klar, denn sie meinte anschließend: »Gell, Mama, die Ärztin hat dir jetzt gesagt, dass ich durch die Bestrahlungen dumm werden kann?«

Mirjams Leukämietag jährt sich dieses Jahr zum fünften Mal und wir sind außerordentlich zuversichtlich, dass sie gesund ist. Dankbar blicken wir auf all das Vergangene zurück und staunen, wie gut wir es alle miteinander überstanden haben. Warum es in unser Leben gekommen ist, lässt sich für uns nicht beantworten, doch ich möchte lernen gerade im Leid, gerade in den Belastungen meines Lebens mich nach Gottes Hilfe auszustrecken, seine Nähe und Kraft zu spüren und mir sicher zu sein, dass mein Leben Halt in seinen Zusagen findet und ich mich fest auf ihn verlassen kann. Der 20. November wird ein besonderer Tag in unserer Familie bleiben – ganz sicher.

Am Ende eines Auswegs,
da ist Gott noch immer da

Das Lied ist auf den Lippen fast erstorben,
und Müdigkeit lähmt bleiern jeden Schritt;
die Schmerzen haben längst den Tag verdorben
und brachten einen Hauch Verzweiflung mit.
Wenn Blicke an der Sorgenwand sich treffen,
wenn Hoffnung sich nicht mal erahnen lässt,
wenn frohe Tage scheinbar nun sich rächen,
dann steht doch nach wie vor das Eine fest:

Am Ende eines Auswegs,
da ist Gott noch immer da.
Wo die Hoffnung endlos fern scheint,
ist Gott unendlich nah,
um den Müden zu beflügeln,
dass sein Blick ins Weite geht
und er sehn kann, dass sein Leben
fest in Gottes Händen steht.

Erfahrung guter Stunden will verblassen;
Geschenke, die Gott machte, sind verstaubt.
Die Seele weint, will sich nicht helfen lassen
und fühlt sich ihrer Lebenskraft beraubt.
Wenn Antworten von Gestern nicht mehr zählen,
wenn Sicherheiten wie im Sturm verwehn,
wenn gut gemeinte Sätze nur noch quälen,
dann bleibt doch Eines nach wie vor bestehn:

Am Ende eines Auswegs,
da ist Gott noch immer da.
Wo die Hoffnung endlos fern scheint,
ist Gott unendlich nah,
um den Müden zu beflügeln,
dass sein Blick ins Weite geht
und er sehn kann, dass sein Leben
fest in Gottes Händen steht.

Martin Buchholz

Er wird mich mit seinen Augen leiten

CLÄRE SCHULER

Wie ich vom Krankenhaus nach Hause kam, weiß ich nicht. Als ich im Flur stand, sah ich in zwei erwartungsvolle Augenpaare. Die Spannung löste sich damit, dass ich anfing zu schreien. Ich schrie einfach hinaus: »Das wars, alles vorbei!« Stockend und unter vielen Tränen berichtete ich dem Sohn und der zukünftigen Schwiegertochter, was ein junger Arzt — ohne Umschweife und Takt — mir gerade eröffnet hatte: »Ihr Mann wird nur noch ein paar Tage leben, er hat...« Zum Schluss reichte er mir die Hand und sagte: »So, nun kommen Sie gut nach Hause; wie sind Sie eigentlich hergekommen?« Ich hatte mit dem eigenen Auto meinen Mann mit starken Kopfschmerzen in die Klinik gebracht.

Viele Monate vor Ausbruch der Krankheit wurde mein Mann immer gereizter. Ich glaubte, es sei der Berufsstress und verteidigte seine Aggressionen. Immer wieder baten wir ihn, doch mal zum Arzt zu gehen, denn der Darm machte ihm oft Kummer. Aber alle unsere Bitten wurden zurückgewiesen mit der Begründung: Mir fehlt überhaupt nichts.

Als er endlich doch zum Arzt ging, wurde eine sofortige Operation notwendig. Der operierende Professor stellte damals nach der Operation lakonisch fest: »Ihr Mann ist zu spät gekommen.« Trotzdem sah alles hoffnungsvoll aus und mein Mann konnte sechs Wochen nach der Operation wieder seine geliebte Arbeit aufnehmen. Wir dankten Gott, immer wieder, immer wieder, jeden Tag! Gott hatte ein Wunder getan, dessen waren wir uns sicher. Überhaupt, es beteten so viele Freunde und liebe Menschen für uns. Wir wurden wie auf einer Woge getragen und das Dunkle kam nicht an uns heran. Nur manchmal war da die Frage: Was wird werden, bleibt es so? Aber auch diese quälende Frage bohrte: Warum passiert das unserer Familie? Wir haben Zeit und Geld für die Gemeinde zur Verfügung gestellt. Es sollte alles zur Ehre Gottes sein und nun? Nach der ersten Operation durften wir noch eine gemeinsame sehr gute Ehe- und Familienzeit erleben. Wir konnten nach wie vor intensiv miteinander beten — und wir beteten um Gesundung. Alle Freunde beteten mit uns. Dann konnte mein Mann eines Morgens vor lauter Kopfschmerzen nicht aufstehen. Da alle Hausmittel nicht halfen, brachte ich ihn in die Klinik, wie am Anfang beschrieben. Das anfänglich vermutete Hirnbluten stellte sich als ein Kopftumor heraus. Alle regelmäßige Arbeit musste nun quittiert werden. Um die Schmerzen zu lindern, wurde er bestrahlt. Es wurde auch eine Besserung erreicht und wieder gewann die Hoffnung die Oberhand. So konnte unser zweiter Sohn am vorgesehenen Termin heiraten. Mein Mann war den ganzen Tag über dabei. Er trug an diesem Tag seinen vor mir so geliebten dunkelblauen Anzug das letzte Mal. Es war ihm in dieser Zeit auch noch möglich, ein Testament zu machen. Liebe Verwandte hatten uns auf diese Notwendigkeit hingewiesen. Es ist mir nach dem Tod meines Mannes sehr nützlich gewesen.

Dann musste das Jugendzimmer des Hochzeiters ausgeräumt werden. Dabei fiel mir ein Poster in die Hände mit dem Vers aus Psalm 32,8: »Ich will dich unterweisen und dir den Weg zeigen, den du gehen sollst; ich will dich mit meinen Augen leiten.« Der Vers traf mich im Innern. Damit ich ihn in meinem Kummer nicht vergessen konnte, heftete ich ihn an die Kleiderschranktür. Jeden Abend und jeden Morgen fiel so mein Blick auf den Vers, ganz zwangsläufig.

In dieser Zeit verließen auch die zwei anderen Kinder das Elternhaus — für das Studium und für eine Krankenpflegelehre. Aber Gott hat in seinem Wort gesagt, dass er mich mit seinen Augen leiten will, das war mir eine Hilfe in meiner Not. Mein Mann hatte darum gebeten, dass wir ihm ein Lied aufschrieben und es aufstellten (Keiner wird zuschanden, welcher Gottes harrt...). So lebten er und ich mit Zusagen Gottes und gaben uns einander Hoffnung. Diese Zusagen Gottes bewahrten uns auch vor der Verzweiflung.

Durch all die Bestrahlungen litt der Verstand meines Mannes. Er wurde hinfälliger — ein Mann von 52 Jahren. Die Tochter sah, mit der Kompetenz einer Krankenpflegeschülerin, dass die Mutter das alles in absehbarer Zeit nicht mehr allein schaffen würde. So entschloss sie sich, die Ausbildungsstätte zu wechseln und wieder zu Hause ihren ständigen Aufenthalt zu nehmen. Sie hat mich in den Krankheitswochen sehr unterstützt. Wir sind zu einer Pflege- und Gebetsgemeinschaft zusammengewachsen und sind heute, nach vielen Jahren, immer noch tief miteinander verwurzelt.

Mein Mann selbst war traurig darüber, dass er nicht mehr richtig denken konnte. »Ich habe wie Löcher im Kopf«, sagte er. Dennoch hat er eines sonntagmorgens, als ich meinen Dienst auswärts im Gottesdienst versah, der Tochter seinen gewünschten Trauerfeiertext zu vermitteln versucht. Sie war seine geliebte »Kleine« und er hatte einen besonderen Draht zu ihr. Aus den Bruchstücken konnten wir es zusammensuchen: 1. Korinther 15, 19. 20. Auch von Liedern, die gesungen und gespielt werden sollten – er war Posaunenchorleiter – sprach er an anderen Tagen.

Wir und eine ganze Gemeinde und Freundesgesellschaft beteten: »Herr, mach ihn gesund!« Seine Rede war: Wenn Gott das tun will, wird er es tun, aber ich bin auch zum Sterben bereit.

So kam der Tag des Abschieds. Seine »Kleine« und ich erlebten seinen letzten Atemzug gemeinsam. Über dem Toten weinten und beteten und dankten wir. 27 sehr glückliche Ehejahre waren abgeschlossen worden mit dem Tod des Partners. Als er nach der Aussegnungsfeier aus seinem – unserem – Haus durchs schmiedeeiserner Gartentor, geziert mit dem Stadtwappen seiner Geburtsstadt, hinausgerollt wurde, brach eine Welt für mich zusammen. Warum, o Gott, passiert das uns! Wir haben für dich gearbeitet und waren zusammen ein unschlagbares Team. Doch nun bin ich allein!

Als die Formalitäten alle erledigt waren, wurde die Leere spürbar. Während der Pflegezeit hatte ich doch eine Aufgabe und war gar nicht in der Lage gewesen über mein Schicksal nachzudenken. Ich verschloss mich; niemandem wollte ich mich aufdrängen. Meine ehrenamtlichen Dienste nahm ich wieder voll auf und während ich »diente«, diente Gott mir. Viele fragten echt nach meinem Befinden – sie wollten auch eine Antwort von mir. Aber immer wieder klagte ich Gott an. Eines morgens, während ich wieder voll in Tränen aufgelöst, allein mein Frühstück zu mir nahm — warum aß ich eigentlich, es war doch alles so nutzlos! —, betete ich etwa Folgendes: »Lieber Herr, ich besuche so viele Menschen, warum besucht mich denn nicht mal einer?« Drei Minuten später klingelte das Telefon und die Stimme unseres Pastors sagte: »Ich habe den dringenden ›Befehl‹, dich heute zu besuchen; ich weiß nicht warum, ich habe genug anderes zu tun.« So, nun wusste ich ganz bestimmt: Gott ist da. Diese Antwort war unzweifelhaft. Vor Monaten hatte er doch schon für mich sein Wort gegeben: Ich will dich mit meinen Augen leiten ...

In den Folgemonaten durfte ich Erfahrungen von Gottes Nähe machen, die mich sicherer in meinem Auftreten machten. Als Frau ohne Mann ist man noch weniger als die Hälfte. Ich kam mir oft so vernachlässigt von der Gesellschaft vor. Und dann die Eheleute, die sich angifteten! Mein Mann und ich hatten das nie getan und ausgerechnet ich bin nun allein. Dann Paare, die mir Hand in Hand entgegenkamen! Und wo blieb ich? Warum blieb ich übrig? War ich besser? Keinesfalls.

Warum musste mein Mann sterben? Er, der seinen Beruf über alles liebte, der in der christlichen Gemeinde unabkömmlich schien, der seine Kinder im Glauben erzog, der sein »Fraule« liebte?

Gott, warum muss ich das erleiden! Mein Innerstes schrie auch jetzt immer wieder. Nur langsam änderte sich mein Verhalten und ich lernte sagen: »Wozu Herr?« Doch auch hier kam keine Antwort!

Trotzdem suchte ich immer wieder in Gottes Wort nach Zuspruch. Einmal suchte ich nach einem Text, der im Bibelkreis aufgetaucht war, aber ich wusste nicht mehr so recht, wo er zu finden war. So blätterte ich, und beim Blättern kam ich zu Jesaja 54. Bis heute empfehle ich allen Traurigen und Einsamen dieses Kapitel der Bibel. Da steht in Vers 5: »Der dich gemacht hat, ist dein Mann.« Das traf mich wie ein Blitz aus heiterem Himmel. In der Folgezeit lernte ich, mich mit »meinem Mann« in meinem Innern zu unterhalten, wenn ich ein Amt zu besuchen hatte, Rede und Antwort zu stehen hatte, ja, wenn ich zum Einkaufen weg musste, damit ich das Richtige den Menschen sagte, die mir begegneten. Ich machte eine wunderbare Entdeckung: Ich verlor die Angst, ich wurde sicherer.

Es ist wahr geworden, was Gott mir noch vor meiner Witwenzeit zusagte: Er leitet mich mit seinen Augen.

Bis heute hält Gott mich in dieser Nähe und Geborgenheit. So hat also dieses Erleben mich in eine größere Abhängigkeit vor Gott gebracht — und ich bin sehr glücklich dabei.

Wenn ich heute mit trauernden Menschen zusammenkomme, kann ich sie gut verstehen. Ich kann ihnen, ja ich muss ihnen von den Erfahrungen mit Gott erzählen.

Was hat uns in den Krankheitstagen geholfen?

Wenn Menschen nicht leichtfertig sagten: »Es wird schon wieder, wartet nur bis zum Frühjahr ...« Sie sagten: »Wir denken an euch, wir schließen euch ins Gebet.« Wenn Freunde auch am Krankenbett mit meinem Mann beteten ... Wenn Freunde einen Besuch machten, ihre Scheu überwanden ... Wenn Menschen sich ans Bett setzten und uns eine Erholungspause schenkten ... Wenn Freunde versuchten, uns am Gemeindealltag teilnehmen zu lassen und meinen Mann sogar noch um Rat fragten ...

Geschadet haben die Ratschläge der Besserwisser in dieser Situation, die nicht mehr zu ändern war. Ich hatte ein Buch zu lesen bekommen über Ernährungsratschläge. Danach bekam ich solche Probleme mit dem Gedanken: Ich bin durch meine Küche schuld an meines Mannes Zustand.

Inzwischen hat mich Gott nochmal in eine Ehe hineingeführt. Gemeinsam bitten wir: »Herr, dir gehört die Ehre. Wir wollen unsere Aufgaben auf dieser Erde erfüllen, bis auch hier der Tod uns scheidet.«

Herr, weil mich festhält deine starke Hand

Herr, weil mich festhält deine starke Hand,
vertrau ich still.
Weil du voll Liebe dich zu mir gewandt,
vertrau ich still.
Du machst mich stark,
du gibst mir frohen Mut; ich preise dich,
dein Wille, Herr, ist gut.

Ist auch die Zukunft meinem Blick verhüllt,
vertrau ich still.
Seitdem ich weiß, dass sich dein Plan erfüllt,
vertrau ich still.
Seh ich nicht mehr als nur den nächsten Schritt,
mir ist's genug: Mein Herr geht selber mit.

Sr. Helga Winkel

Gott will Jahre hinzutun ...

ELKE WERNER

»Wie schnell die Zeit vergeht!«, sagt man. Und das stimmt ja auch. Wenn ich daran denke, dass meine Krebserkrankung im Jahr 1988 entdeckt wurde, dass wir jetzt schon das Jahr 2002 haben, dann kann ich nur sagen: »Wie schnell die Zeit vergeht.«

Aber ich erinnere mich auch an Tage und Wochen, vielleicht auch Monate, in denen die Zeit gar nicht vorwärts ging. Die Tage im Krankenhaus, die Wochen und Monate der Chemotherapie. Die Minuten und Stunden bei der Nachuntersuchung. Diese Zeiten schienen endlos lang zu sein.

Doch fangen wir vorne an.

1988 war ich für vier Wochen mit einer Theatergruppe im Mittleren Osten unterwegs. Ich war die ganze Zeit krank. Hohes Fieber, Gewichtsverlust, zunehmende Schwäche. Die letzte Station dieser Reise war für mich der Sudan. Dort kam erschwerend hinzu, dass in diesem Jahr dort eine große Überschwemmung des Nil war, die zu einer Flutkatastrophe führte. Weite Teile der Hauptstadt Khartoum standen unter Wasser, die Infrastruktur brach zusammen. Ich bekam zusätzlich zu den schon genannten Beschwerden noch Malaria und Salmonellen. Beides an sich schon schwere Erkrankungen. Ich ging im Sudan zu mehreren Ärzten. Sie konnten mir nicht helfen. Erst in Deutschland wurde festgestellt, was ich wirklich hatte: *Morbus Hodgkin*, Lymphdrüsenkrebs, erst in einem späten Stadium entdeckt. Oder schon zu spät?

Vertrauen in die Ärzte

Dabei war ich im Jahr vorher mehrere Male bei Ärzten gewesen. Beschwerden hatte ich schon lange. Aber keiner hatte festgestellt, was ich hatte. »Psychosomatische Beschwerden« lautete die Diagnose. Ich wurde vertröstet und langsam glaubte ich schon selbst, dass ich gar nichts hatte. Doch nun stand das Ergebnis fest: Krebs. Die Ärzte in der Uniklinik machten mir Hoffnung. Diese Krankheit sei gut heilbar. Meinem Mann sagten sie jedoch, ich hätte vielleicht nur noch drei Monate zu leben. Wie schwer muss es für Ärzte sein, solche Dinge mit Patienten und Angehörigen zu besprechen? Sie sind ja auch nur Menschen. Sie können die Gesundheit nicht herbeiführen, sie können behandeln, aber nicht gesund machen: »Medicus curat, deus sanat!«, ein alter Spruch der Römer, der mir wichtig wurde: »Der Arzt behandelt, Gott heilt.«

Ob ich an der Krankheit sterbe oder ob ich gesund werde, liegt nicht in der Hand der Ärzte, wird auch nicht von der Krankheit bestimmt, sondern ist in Gottes Hand. Das entlastet und ermutigt, sich ganz auf Gott zu verlassen — und dennoch auf die Ärzte zu hören. Ich habe immer gebetet, dass Gott die Ärzte lenkt.

Und ich habe mir die Ärzte genau angesehen. Wem kann ich vertrauen, wer sagt mir die Wahrheit? Was diese Ärzte sagten, das habe ich ernst genommen und getan. Denen habe ich mich anvertraut, wohl wissend, dass Gott noch darüber steht und mein eigentlicher Arzt ist.

Auf welchen Rat höre ich?

Außerdem habe ich gelernt, mich selbst intensiv über die Krankheit und über die unterschiedlichen Behandlungsmethoden zu erkundigen. Doch je mehr man hört, desto verwirrter wird man. Ich erhielt ganz unterschiedliche Ratschläge: mehrere Wochen fasten (das wäre bei meinem geringen Gewicht damals nicht lange gut gegangen); bei Vollmond bestimmte Kräuter pflücken, brauen, das Ganze dann trinken und ähnliche Vorschläge. Zum Glück bin ich nicht abergläubisch, so ist mir sicher einiges erspart geblieben.

Einige Christen gingen in ihrer Einschätzung so weit zu sagen, dass ich sicher sterben werde, weil ich nicht genug glaube. Sie gingen davon aus, dass ich in dem Moment, in dem ich einkalkuliere, dass ich vielleicht an dieser Krankheit sterbe, davon ausgehen muss, dass Gott diesen Unglauben nur so beantworten kann, dass ich mit Sicherheit sterbe. Wenn das kein magisches Verständnis von Gottes Handeln ist!

Die Frage der Schuld

Andere meinten, ich müsse ja viel gesündigt haben, dass Gott mich so straft. Ja, ich habe sicher viel gesündigt. Aber wenn die Strafe Gottes Krebs wäre, wer wäre dann gesund? Jesaja 53,5 hat hier die richtige Antwort: »Die Strafe liegt auf ihm (Jesus), auf dass wir Frieden hätten, und durch seine Wunden sind wir geheilt« (von der Schuld).

Auch in vielen Büchern zum Thema Krebs fand ich neben guten Tipps viele unbrauchbare Erklärungsversuche: Krebskranke sind selbst schuld. Sie haben zu lange ihre eigentlichen Bedürfnisse verdrängt, sich zu viel für andere eingesetzt, sich selbst vernachlässigt. Deshalb sind sie jetzt krank. Eine grausame Theorie. Denn sie bestraft die Leute, die sich für andere einsetzen. Wenn das stimmt, sind die Egoisten die gesündesten Leute auf der Welt. Nein, alle diese Erklärungen und Gegenmittel überzeugten mich nicht. Ich bin krank geworden, weil Menschen krank werden können. Und weil Gott es in meinem Fall zugelassen hat. Jeder Mensch wird mal krank. Alle Menschen sterben irgendwann, die meisten an einer Krankheit. Wenn ich als Christ krank werde, dann hat mein Vater im Himmel das zugelassen. Dann gelten seine Versprechen an mich: »Ich bin bei dir alle Tage bis an der Welt Ende« (vgl. Matthäus 28,20). »Wir wissen aber, dass denen, die Gott lieben, alle Dinge zum Besten dienen« (Römer 8,28). Das schließt Krankheiten ein.

Das gute Ende

Der Augenblick, in dem in meinem Körper der Krebs entstand und die Krankheit in mein Leben trat, ist mir nicht bekannt. Aber der Moment, in dem mir die Diagnose mitgeteilt wurde, ist noch sehr präsent. Die junge Ärztin hatte sich bei der Visite auf mein Bett gesetzt. Für mich ein Zeichen, dass sie eine schwierige Nachricht überbringen musste, denn das hatte sie noch nie vorher getan. Dann hörte ich sie wie durch einen Nebel oder Schleier hindurch sagen: »Frau Werner, die Ergebnisse sind da. Es ist Morbus Hodgkin, Lymphdrüsenkrebs. Wir werden schnell mit der Behandlung anfangen ...« Sie redete noch länger weiter, aber ich weiß beim besten Willen nicht mehr, was sie sagte. Ich hörte nur noch meine innere Stimme, die mir einhämmerte: »Ich habe Krebs. *Ich, ich, ich* habe Krebs. Nicht XY, sondern *ich*!

So oft schon hatte ich von anderen gehört, dass sie Krebs hatten. Nun war *ich* an der Reihe. Was würde alles auf mich zukommen? Würde ich schnell sterben? Viele Schmerzen haben? Die Gedanken rasten durch meinen Kopf und waren nicht zu bremsen. Sie wurden jäh unterbrochen. Die große Chefvisite, in der mir die Diagnose mitgeteilt worden war, zog weiter. Kaum waren die Ärzte und Schwestern aus der Tür, kam meine Freundin Claudia rein. Sie hatte draußen gewartet. Sie muss meine Verwirrung gesehen haben. Ich konnte nur sagen: »Claudia, ich habe Krebs!« Dann kämpfte ich mit den Tränen. Sie blieb ganz ruhig, stellte eine vorher schon von ihr geschriebene Karte auf meinen Nachttisch. »Ich rufe zu Gott, der meine Sache zu einem guten Ende führt« stand da. Ich war wie betäubt. Ich konnte kaum reden. Nach kurzer Zeit ging Claudia wieder. Ich weiß nicht, ob und was wir geredet haben. Es tat einfach nur gut, dass sie da war. Aber helfen konnte sie mir nicht. Der Vers auf der Karte hat mich lange begleitet. Er war so etwas wie eine Losung auf meinem langen Weg durch die Behandlung. Aber er war leider keine Garantiekarte. Denn was ist das gute Ende? Ist es wirklich die Genesung? Oder ist es der Tod, das Hineingehen in die Wirklichkeit bei Gott, die wirklich und allein gut ist? Mir blieb nur, Gott zu vertrauen.

Ein langes Jahr

Es begann ein Jahr der Chemotherapie. Damals noch sehr belastend, denn man konnte die starken Nebenwirkungen noch nicht so gut in den Griff bekommen wie heute. Ein Freund, der selber Urologe ist, warnte mich. »Elke, ich habe in der Chemotherapie schon die stärksten Leute umfallen sehen. Es wird eine schwere Zeit werden.« Am Anfang dachte ich, dass ich ganz locker mit der Chemotherapie umgehen kann. Das bisschen Übelkeit würde mich nicht umhauen. Doch weit gefehlt. Ich reagierte sehr stark auf die Medikamente. Stundenlanges Erbrechen, Durchfall, Panik. Jedes Geräusch verursachte Erbrechen. Ich war nicht in der Lage, mich dagegen zu wehren. Ich war enttäuscht von mir selbst. Die Behandlung wurde von mal zu mal schlimmer. Ich reagierte immer heftiger. Ich entwickelte Ängste vor der nächsten Behandlung. Sobald ich das Krankenhaus betrat, kam die Übelkeit in mir hoch. Mich hat es geschockt, dass ich das nicht mit dem Verstand steuern konnte. Ich kam mir schon vor wie der berühmte Pawlow'sche Hund. Vielen anderen Patienten ging es ebenso. Das tröstete, half aber nicht. Mir blieb nur, vor jeder Therapie intensiv zu beten.

Der Kampf gegen mich selbst

Am jeweiligen Tag der Behandlung musste ich morgens nüchtern im Krankenhaus erscheinen. Dann wurde das Blut getestet, ob es eine erneute Therapie aushalten würde. Je nach Ergebnis konnte ich nach Hause gehen oder musste bleiben. Es war jedes Mal wie ein Roulettespiel für mich. Manchmal musste ich von sieben bis zwölf Uhr auf der Station im Flur sitzen und warten, um zu erfahren, ob ich bleiben musste oder gehen konnte. Zum Glück begleitete mich jedes Mal eine Freundin. Immer wieder gingen wir in die kleine Klinikkapelle und beteten miteinander. Wenn ich bleiben konnte (oder musste), stieg in mir Panik auf. Ich wäre gegen Ende der Behandlung lieber aus dem Fenster gesprungen, als noch einmal meinen Arm für die Infusionen hinzuhalten. Wenn Gott mir nicht jedes Mal neue

Kraft gegeben hätte, hätte ich die Therapie nicht durchgestanden. Und wenn ich nicht so liebe Hilfe durch Freundinnen gehabt hätte, die mit mir im Krankenhaus übernachteten und mir halfen — und sicher auch viel in ihren Herzen für mich beteten. Kaum war ein Therapiezyklus abgeschlossen, stand die nächste Behandlung an. Es gab keine Pausen zum Erholen. Doch das Ergebnis war erstaunlich gut. Nach der Hälfte der verordneten Chemotherapie war der Krebs schon verschwunden. Die zweite Hälfte wurde prophylaktisch gegeben. Es war die härteste Zeit, die ich bisher durchleben musste. Aber sie half mir, zu überleben. In dieser Zeit habe ich Gottes Hilfe ganz konkret erlebt. Nicht auf Vorrat, immer nur im aktuellen Moment. Ich musste ständig beten während der Therapie.

Zeichen der Liebe Gottes

Es gab viele solche Zeichen der Liebe Gottes in diesem Jahr. Viele liebe Menschen, allen voran mein Mann, halfen mir, ertrugen meine Ängste, machten mir Mut, beteten für mich. Doch eine Sache war ganz besonders, eine Geste Gottes, die für mich in dieser Zeit sehr wichtig war: Ich liebe Blumen. Wenn man krank ist, bekommt man viele Blumen. Deshalb fiel es mir am Anfang auch noch gar nicht auf, was Gott da tat. Erst nach einigen Chemotherapien stellte ich es fest: Gott sandte mir jedes Mal einen Blumenstrauß. Immer durch andere Leute. Immer an dem Tag, an dem ich Therapie hatte. Manchmal kamen sie mit Fleurop von einer Freundin aus Kassel, die nicht wissen konnte, wann ich Therapie hatte, weil sich das bedingt durch die Blutwerte ja oft änderte. Manchmal wurden sie vor die Tür gestellt. Jedes Mal war es wie ein liebevoller Gruß Gottes: Ich denk heute an dich. Ich hab dich lieb. Gegen Ende war es schon fast so, dass ich voraussagen konnte, ob ich an diesem Tag behandelt werden würde. Keine Blumen, keine Therapie. Außer meinem Mann wusste keiner von diesem Liebesbeweis Gottes. Er hat mir in dieser Zeit keine Blumen geschenkt und auch keinem davon erzählt. Gott hatte seine Leute, die mir Blumen schenkten. Sie wussten gar nicht, dass sie mir nicht nur ihre eigene Anteilnahme zeigten, sondern dass sie auch Grüße von Jesus ausrichteten.

Die Krankheit weicht

Nach Ende der Chemotherapie fiel erst einmal die Last der anstehenden Behandlungen ab. Doch es begann eine Zeit, in der ich sehr viel mehr Ängste hatte als vorher. Vor jeder Nachuntersuchung hatte ich Panik. Schweiß auf der Stirn, Zittern in den Knien, unkontrollierbare Gedanken. Was, wenn sie wieder veränderte Zellen finden? Alles von vorn beginnen? Würde ich je noch einmal einer Chemotherapie zustimmen? Lieber sterben als das Ganze noch einmal? Die Krankheit war besiegt, aber die Angst begann über mich zu herrschen. Ich dachte an den Tod. Davor hatte ich gar nicht so viel Angst. Ich weiß ja, dass ich zu Jesus gehe. Aber die Vorstellung, noch einmal Chemotherapie, oder die Angst vor dem Krankheitsverlauf bis zum Tod, versetzte mich in Panik. Ich wurde von ihr überfallen. Egal wo. Im Gottesdienst, in der Stadt beim Einkaufen und vor allem bei den Nachuntersuchungen. Ich merkte: Ich bin auch eine der Kleingläubigen, die zu Jesus schreien und untergehen, wie Petrus auf dem See Genezareth. Aber immer wieder stellte ich fest, dass mich seine Hand ergriff und mich rauszog. Mir wieder festen Grund unter den Füßen schenkte.

Der Tanz auf dem Eis

Als fast ein Jahr nach der Therapie vergangen war, ließ ich nach dem Gottesdienst für mich beten. Ich wollte die Panik endgültig loswerden. Einer der Betenden sah ein inneres Bild und erzählte es mir. Ein Mensch läuft auf dem Eis und dreht immer wieder Pirouetten. Das ist nicht schlimm, es ist Teil der Kür. Wichtig ist, dass er aus der Umdrehung herauskommt und weiter tanzt. Mich sprach dieses Bild sehr an. Ich wusste, ich lebe noch auf Eis. Ich kann jederzeit einbrechen. Aber ich gefährde mich selbst, wenn ich in dieser Angstspirale bleibe. Angst zu haben, ist okay. Aber ich muss auch wieder heraus aus der Angst und mein Leben zur Ehre Gottes leben. Ich bete zu Gott und seit diesem Gebet ist meine Angst auf ein normales Maß reduziert. Wenn sie kommt, denke ich an den Eislauf. Sie gehört dazu, aber sie soll mich nicht bestimmen.

Gott will Jahre hinzutun ...

Diese Verheißung Gottes an den todkranken König Hiskia ist erstaunlich. Gott spricht dem König zu, fünfzehn Jahre zu seinem Leben hinzuzutun (2. Könige 20, 6). Die todbringende Krankheit wird überwunden. Gott will, dass Hiskia weiterlebt. Gott fügt zu meinem Leben Tag um Tag hinzu. Es hätte schon lange zu Ende sein können. Durch den Krebs, durch andere Krankheiten, durch andere Gefahren. Als ich gesund wurde, sagten manche Leute, ich solle mich jetzt mehr schonen. Ich solle nicht mehr in den Orient reisen, nicht mehr mein Leben gefährden. Man soll ja auf den Rat von anderen Christen hören. Aber auf diesen Rat konnte ich nicht hören. Gott hatte mein Leben verlängert. Warum? Damit ich in dieser Welt noch etwas für ihn tun kann. Er hat mir mein Leben ein zweites Mal geschenkt. Wie könnte ich es jetzt für mich behalten? Ich will es für ihn leben. Seit der Krankheit haben sich viele Dinge verändert. Durch die Chemotherapie wurde unserem Kinderwunsch ein Ende gesetzt. Und ein Kind anzunehmen, wenn man gar nicht weiß, wie lange man noch leben wird, ist meiner Meinung nach unverantwortlich. Ich wusste ja nicht, ob ich noch ein Jahr oder fünf oder zehn haben würde. In einer solche unsicheren Situation wollten wir keine Kinder annehmen. Gott hat Roland und mir andere Aufgaben gegeben — und uns Frieden darüber gegeben. Es gab eine Zeit der Trauer darüber. Wir hätten gerne Kinder gehabt. Aber auch ein bewusstes Ja zu Gottes Weg mit uns. Mit allen Einschränkungen und Chancen.

Und wie ist es heute?

Ich reise viel. Nicht nur in Deutschland. Egal wo ich hinkomme, es gibt überall Menschen, die vom Tod bedroht sind. Manche sind gerade erkrankt, andere sind kerngesund. Aber alle werden sterben. Keiner weiß wann oder woran. Alle müssen hören, dass Jesus den Tod überwunden hat. Dass er sagt: Ich gehe voraus, um euch Wohnungen zu bereiten. Für jeden von uns ist ein zu Hause vorbereitet. Ein Ort, an dem wir uns wohl fühlen. Ein Ort, an dem es keine Krankheit, kein Leiden und keine Tränen mehr geben wird. Jesus erwartet mich dort. Wann immer meine Zeit gekommen ist. Solange ich noch lebe, will ich alles einsetzen, dass andere Menschen Jesus kennen lernen und durch den Glauben an Jesus ewig leben.

Wer unterm Schirm des Höchsten wohnt

Wer unterm Schirm des Höchsten wohnt
und im Schatten des Allmächtigen schläft,
weiß genau, dass da jemand ist,
der auch in dunklen Stunden durchträgt.
Gott lässt keinen los,
der sich fallen lässt
in seine starke Hand.

Wenn Freunde dich verlassen,
die Einsamkeit dich beschleicht
und die Angst vor der Nacht
dich lähmt und dich unruhig macht,
wenn du am wenigsten daran denkst:
Dann ist er da.

Wer unterm Schirm des Höchsten wohnt
und im Schatten des Allmächtigen schläft,
weiß genau, dass da jemand ist,
der auch in dunklen Stunden durchträgt.
Gott lässt keinen los, der sich fallen lässt
in seine starke Hand.

Wenn man dir Fallen stellt,
sich Lügen über dich erzählt,
wenn du am Boden liegst
und keinen Ausweg mehr siehst,
wenn du am wenigsten daran denkst,
dann ist er da.

Wenn Sorgen dich befallen
vor Krankheit, Krieg, Tod und Leid,
und du vor Lebensangst
nicht einmal mehr beten kannst,
wenn du am wenigsten daran denkst,
dann ist er da!

Wer unterm Schirm des Höchsten wohnt
und im Schatten des Allmächtigen schläft,
weiß genau, dass da jemand ist,
der auch in dunklen Stunden durchträgt.
Gott lässt keinen los, der sich fallen lässt
in seine starke Hand.

Klaus Hirschfeld

Gottes Kraft ist in den Schwachen mächtig

JÖRG LUITHLE

Nach meiner Ausbildung zum Gartenbautechniker begann ich im April 1973 beim Garten- und Friedhofsamt Ludwigsburg zu arbeiten. Die mir übertragenen Aufgaben gefielen mir.
Im Herbst desselben Jahres überfiel mich häufig nach körperlich schwerer Arbeit eine große Müdigkeit, wie ich es bis dahin noch nie erlebt hatte. Der rechte Hoden war angeschwollen. Schon ein leichter Druck verursachte Schmerzen. Nach einer Untersuchung durch einen Urologen wurde mir zu einer Operation geraten, um zu sehen, um welche Krankheit es sich handelt
Im Februar 1974 riet mir ein Arbeitskollege, den Professor der Urologie im Katharinenhospital zu konsultieren. Direkt vom Gartenamt fuhr ich am Nachmittag des 18.2.1974 ins Hospital. Selbst im Wartezimmer schrieb ich noch weiter an einer Ausschreibung für gärtnerische Pflegearbeiten der Stadt Ludwigsburg. Am Schluss der Untersuchung sagte der Professor: »Wir werden morgen Vormittag operieren müssen. Sehr wahrscheinlich ist es bösartig!«
Es war für mich wie ein Hammerschlag.
Der Text im Losungsbuch für den darauf folgenden Tag, den 19. 2. 1974, stand in 2. Korinther 1,9: »Das geschah aber, damit wir unser Vertrauen nicht auf uns selbst setzen, sondern auf Gott, der die Toten erweckt.«
Dieses Bibelwort war für meine Frau und mich ein großer Trost.
Später erfuhr ich, dass Patienten wochen- und monatelang warten mussten, um operiert zu werden. Der Arzt ließ nach der Operation meine Mutter wissen, dass es zu spät gewesen sei. Vor lauter Angst und Verkrampfung konnte ich im Krankenhaus kein Wasser lassen. Ich bekam deshalb einen Katheder, was mir sehr unangenehm war.

Hier möchte ich eine kleine Begebenheit aus Afrika mit einfließen lassen: Ein Afrikaner lag schwer krank im Krankenhaus. Am Sonntag besuchten ihn zu gleicher Zeit etwa 20 Personen. Sie sprachen kein Wort, standen schweigend etwa eine Stunde lang um sein Bett. Sie verstanden, wie man einem schwer Kranken seine Teilnahme ausdrückt.

So war es mir einmal sogar zu anstrengend, als meine Frau mir die Hand streichelte, nur die Hand halten, wäre mir lieber gewesen.

In den wenigen Tagen, die ich im Krankenhaus verbrachte, schlauchte mich das Desinteresse an Gott bei manchen Mitpatienten mehr, als mein eigener Zustand. Ich fühlte mich einerseits sehr schwach und hilflos, andererseits wollte ich nicht sterben. Wir hatten drei Kinder im Alter von einem bis sieben Jahre. Das vierte Kind sollte im August auf die Welt kommen. Ich selbst war 34 Jahre alt.

Mit 18 Jahren hatte ich zum persönlichen Glauben an meinen Retter Jesus Christus gefunden. Ich fand den König aller Könige nicht in einer Notsituation, sondern weil junge Männer mir Folgendes erzählten:»»Mehr als auf dem Fußballplatz oder auf dem Tanzboden erhalten wir dadurch, dass wir Jesus Christus nachfolgen!« Das veranlasste mich, Jesus zu suchen. Mit 21 hatte ich eine schwere Grippe, so dass ich auch ans Sterben dachte. Es wäre mir damals leicht gefallen, von dieser Erde Abschied zu nehmen und dann im Himmel zu sein.

Aber jetzt meine Familie verlassen? Eigentlich hätte ich mir gewünscht, dass ich mich ganz in Gottes Hände hätte legen können und sagen: »Herr, mach mit mir, was dir gefällt!«

Aber ich konnte es nicht so, wie ich es mir gerne gewünscht hätte. So wurde mir immer wieder folgendes Lied eine Hilfe:

»Nimm mein Leben! Jesu dir übergeb ich's für und für.

Nimm Besitz von meiner Zeit, jede Stund sei dir geweiht!«

In Strophe 5 und 6 heißt es:

»Nimm Herr meinen Willen du, dass er still in deinem ruh.

Nimm mein Herz, mach hier es schon dir zum Tempel und zum Thron.

Nimm du meiner Liebe Füll, Jesu, all mein Sehnen still.

Nimm mich selbst und lass mich sein ewig, einzig, völlig dein!«

Auch Psalm 23 brachte mir Trost, besonders die Stelle: »Und ob ich schon wanderte im finsteren Tal, fürchte ich kein Unglück, denn du bist bei mir, dein Stecken und Stab trösten mich.« In meiner Not bat ich den Herrn Jesus Christus, dass er mir fünf Jahre Lebenszeit schenken möge. Inzwischen sind es heute 28 geschenkte Jahre. Einige Brüder beteten mit mir persönlich, dass Jesus mich heilen möge. Nach dem Bibelwort aus Jakobus 5, 14: »Ist jemand unter euch krank, der rufe zu sich die Ältesten der Gemeinde, dass sie über ihm beten und ihn salben mit Öl in dem Namen des Herrn.«

Unser fünfjähriger Johannes hatte — ungefähr ein halbes Jahr bevor ich erkrankte — *täglich* bei seinem Nachtgebet gebetet: »Und, Herr Jesus, hilf, dass der Papa nicht stirbt.« Meine Frau machte den Jungen darauf aufmerksam, dass dieses Gebet eigentlich nicht nötig sei. Zu diesem Zeitpunkt war ich ja gesund. Er setzte einige Tage aus. Begann dann aber wieder regelmäßig dasselbe zu beten. Für mich und meine Frau war in dieser gesamten Zeit eine Hilfe und großer Trost, dass außer ihm noch einige Menschen für uns beteten. Ich betrachte es auch heute als ein Geschenk, wenn mich jemand wissen lässt, dass er für mich betet.

Nach dem kurzen Krankenhausaufenthalt erhielt ich viele ambulante Bestrahlungen. Nach jeder Bestrahlung fühlte ich mich elender. Meine Nerven waren stark angegriffen. Oft hatte ich Angst. Ich musste eine Zeit lang Beruhigungsmittel einnehmen. Später ärgerte ich mich darüber, weil alle Angst umsonst war.

Aber in dieser Zeit wurde mir Folgendes bewusst:
— Wie ungeheuer arm wäre ich, wenn ich nicht wüsste, dass mein Herr sein Leben für *mich* gelassen hat. Er kümmert sich um mich und alles, was er in mein Leben hinein verordnet hat, ist gut für mich.
— Wenn ich das Leben und Leiden Hiobs in der Bibel betrachte, stelle ich fest, dass der Teufel nur tun kann und darf, was Gott zulässt.
— Jeder Tag, den ich auf dieser Erde lebe, ist ein Geschenk meines guten Hirten. In den ersten Jahren nach meiner Krankheit wusste ich nie, ob ich nun geheilt bin oder nicht. So lebte ich bewusster,

denn ich wusste nicht, welches mein letzter Tag sein wird. Freilich weiß man dies auch als gesunder Mensch nicht — aber ich stellte dennoch einen Unterschied fest.
— Ich lernte, was in 2. Korinther 12, 9 steht: Gottes Kraft ist in den Schwachen mächtig.

Einige Monate nach der Operation konnte ich die Arbeit wieder aufnehmen. Am Anfang halbtags, danach vollzeitlich. Durch die Bestrahlungen ist mein rechter Oberschenkel ständig geschwollen. Wenn ich länger als eine Stunde wandere oder schwer arbeite, entsteht ein brennender Schmerz.

So konnte ich mit unseren Kindern, was körperliche Aktivitäten anbetrifft, nicht viel unternehmen. In den vergangenen 28 Jahren war ich körperlich einfach nicht mehr richtig belastbar.

Aber meine Frau erhielt von Jesus Christus die Kraft, die inneren und äußeren Mehrbelastungen auszuhalten.

Zum Schluss meines kurzen Berichtes möchten meine liebe Frau und ich unserem himmlischen Vater herzlich danken, dass sich unsere Kinder in die Nachfolge von Jesus rufen ließen und alle im Reich Gottes tätig sind.

Geschichte einer Palme

In einer kleinen Oase in der Wüste wuchs eine junge Palme.
Als eines Tages ein Beduine zu der Oase kam, ärgerte er sich darüber, dass diese Palme so kräftig und gesund aussah.
Er suchte sich einen großen Stein, legte diesen auf die Krone der jungen Palme und freute sich darüber, dass die Palme nun nicht mehr weiterwachsen konnte.

Die Palme wollte die schwere Last loswerden, konnte den Stein aber selbst bei starkem Wind nicht abschütteln.
So begann die Palme, ihre Wurzeln noch fester und tiefer in den Boden zu versenken.
Auf diese Weise wuchs sie zu der größten Palme der Oase heran.

Als der Beduine nach Jahren wieder einmal an der Oase vorbeikam, wunderte er sich, kein verkrüppeltes Palmenbäumchen vorzufinden.

Da beugte sich die größte Palme zu ihm herab und sagte: »Danke für die Last, die du mir zu tragen gegeben hast. Nur dadurch konnte ich zu solch einer starken Palme heranwachsen!«

Legende

Wo ist der Gott der Liebe?

IRMGARD BREKLE

Wir waren eine große Familie: Mein Mann 52 Jahre, vier Söhne im Alter von 17, 21, 24 und 26 Jahren und eine Tochter 14-jährig, Großeltern 78 und 89 Jahre alt (seit einem Jahr wohnhaft in unserem Haushalt) und ich selbst war 50 Jahre geworden.

Anfang Januar 1994: Krebsvorsorge; ein Knoten in der rechten Brust, wahrscheinlich eine Zyste.

12. Januar bis 27. Januar 1994: Aufenthalt im Krankenhaus mit Operation (Entfernung der rechten Brust und der Lymphknoten des rechten Armes); Tumorgröße drei Zentimeter, vier von 14 Lymphknoten waren befallen.

7. Februar bis 14. Februar 1994: Krankenhausaufenthalt zur ersten Chemotherapie; dann alle drei Wochen ambulant im Krankenhaus eine Chemotherapie.

März 1994: Konfirmation unserer Tochter Dorothee; die Chemo wurde um eine Woche verschoben, um mir eine »gute Zeit« zu ermöglichen.

Juni 1994: Geburt unseres ersten Enkelkindes Rebecca.

19. Oktober 1994: zwölfte und damit letzte Chemo.

Verschnaufpause.

Dezember bis Februar 1995: 28 Bestrahlungen auf insgesamt fünf Feldern.

März 1995 bis Mitte 2001: Hormontherapie mit Tamoxifen.

In dem ersten Jahr nach der Diagnose Krebs hatte ich sehr viel Zeit für mich selbst. Meine Mutter übernahm fast den ganzen Haushalt. Der Plan für die Therapie war von den Ärzten festgelegt. Ich musste und wollte natürlich auch alle nötigen und oft zeitaufwändigen Untersuchungen und Behandlungen wahrnehmen. Die Tage nach den vier ersten Chemos waren für mich besonders schlimm. Ich lag dann nur zu Hause im Bett, versuchte zu schlafen, um mich und diese fürchterliche Übelkeit zu vergessen. Mein ganzer Körper schien entzündet oder wund zu sein. Ich wollte nicht einmal die Augen aufmachen. Wenn mein Mann mich liebevoll an der Hand streichelte, tat mir diese kleine Berührung weh.

In dieser Zeit schrie ich innerlich zu Gott. Was wollte er denn von mir? Ich war zutiefst überzeugt, dass er mit der Krankheit zu tun hatte. Aber mit welchem Sinn? Ich kannte Gott schon viele, viele Jahre. Kannte ich ihn wirklich? Und wenn ich ihn kannte, warum verstand ich sein Handeln nicht?

Keine Frage: Er ist ein gerechter Gott; warum sollte ich keinen Krebs bekommen?

Er ist ein allmächtiger Gott. Wenn er will, kann er mich heilen. Wenn er nicht will, werde ich sterben! Ich wollte aber noch nicht sterben!

Alle Fragen und Antworten, die ich mir selbst in Gedanken gab, waren ein riesiges Durcheinander. Mir fiel dann plötzlich ein: Er ist doch auch ein Gott der Liebe. So hatte man mir schon in der Kinderkirche, dann im Religionsunterricht, Konfirmandenunterricht, bei vielen Vorträgen und Bibelarbeiten erzählt. Der bekannte Vers aus dem Römerbrief ließ mich nicht los: »Dass denen, die Gott lieben, alle Dinge zum Besten dienen.« Also, diesen Gott suchte ich, den wollte ich finden, mit dem musste ich reden, dem könnte ich die Fragen stellen, die ich auf dem Herzen hatte. Ich überdachte immer wieder das Wort: alle Dinge zum Besten dienen. Nicht nur zum Guten, nein zum Besten.

Wem? Mir? Denen, die Gott lieben!!!

Da war ja plötzlich das Ganze umgedreht.

Nicht Gottes Liebe wurde hinterfragt, sondern die Frage war jetzt: Liebe ich Gott? Darauf hatte ich keine ehrliche Antwort, ich wusste es einfach nicht.

Aber ich wollte unbedingt dem Gott der Liebe begegnen, seine Liebe konkret erfahren und spüren. Das war für mich ganz dringend geworden. Vielleicht kann ich lernen, ihn zu lieben und dann könnte mir alles zum Besten dienen.

Ich erlebte viel herzliche Zuwendung durch meine Familie, durch liebe Freunde, die mich mit Besuchen, Blumen, Vitaminen, Mut machenden Briefen und Schriften beschenkten. Wenn es mein Zustand erlaubte, begleitete mich meine Freundin zum Einkaufen, trotz meiner schlecht sitzenden Perücke. (Mein Kopf war zu klein für diesen Kopfschmuck.) Wir gingen spazieren, ja sogar langsam Bergwandern und Schwimmen. Und ich fand den Weg in einen lebendigen Bibelkreis. Doch da waren auch Tage und Wochen voller Hoffnungslosigkeit, unendlicher Traurigkeit und Depression. Gott hatte mich vergessen, ich war es nicht wert, dass er sich selbst um mich kümmerte, mir Trost und Mut zusprach. Er ließ mich einfach in der Dunkelheit sitzen und schwieg.

Ende März 1995 fuhr ich zu meiner ersten Kur nach Nordrach im Schwarzwald. Sie fiel gerade in die Passions- und Osterzeit. Ich las im Matthäusevangelium von der Gefangennahme und Verurteilung Jesu, wie er angespuckt, verspottet und geschlagen wurde. Die Geschichte wurde so lebendig, dass ich meinte, ich wäre mitten unter den Zuschauern. Ich begriff gar nicht, warum Jesus diese Schläge, diesen Hohn, diese Erniedrigung und Ohnmacht ohne Gegenwehr erlitten hatte. Warum in aller Welt hatte er das getan? War das Liebe? Und was hat sie mit mir zu tun? Und da kam wieder die Frage nach der Liebe in mir hoch: »Würde ich mich aus Liebe zu Jesus öffentlich anspucken oder gar schlagen lassen?« Ich hatte wieder keine Antwort, war hin und her gerissen. Jesus hat es getan, für uns — freiwillig. Er ließ sich nicht nur bespucken, verspotten und schlagen, er ließ sich ans Kreuz hängen. Aus Liebe? Das war mir zu groß, ich konnte es nicht begreifen, ich konnte es absolut nicht fassen.

Ein paar Monate später kam das gleiche Geschehen dann noch einmal auf mich zu: Gott redete noch einmal ganz persönlich und direkt in kleinen fassbaren »Stückchen« zu mir. Mein Mann und ich waren in St. Chrischona bei Basel. Zum Abschluss einer Konferenzwoche feierten wir in großer Gemeinschaft das Abendmahl. Es gibt dort auf dem Chrischonaberg immer Traubensaft und Weißbrot, also keinen Wein. Saft und Brot gingen von einem zum anderen durch die Reihen. Ich nahm den Korb mit dem Brot. Ich wollte ihn gleich weiterreichen, ohne selbst davon genommen zu haben, obwohl er mir mit den Worten »für dich gegeben« überreicht wurde. Schlagartig wurde mir bewusst: Jesus selbst hatte sich »für mich gegeben« und ich hatte ihn nie wirklich angenommen. Unter vielen Tränen nahm ich das Brot, aß und trank aus dem Kelch, den außergewöhnlich süßen, guten Traubensaft — »für mich vergossen«. Da fühlte ich plötzlich innigste Gemeinschaft mit Gottes Liebe, ich konnte sie jetzt endlich greifen, fassen, begreifen, buchstäblich schmecken. Der Vater hat den Sohn für uns, für mich gegeben, wie sollte er mit ihm nicht alles schenken?

Inzwischen hat sich unsere Familie verändert. Großmutter und Großvater sind vor zweieinhalb Jahren gestorben. Zwei weitere Enkelkinder sind dazugekommen und bis auf den jüngsten Sohn und die Tochter sind alle Kinder aus dem Haus.

Mein Mann und ich sind dankbar für die Führung Gottes in unserem Leben und wir haben beide neu Vertrauen gelernt in Gottes Liebe, die uns manches Schwere zumutet, uns hart an unsere Grenzen bringt, die uns aber auch geduldig lehrt, dass sein Wort lebendig und wahr ist.

Sein Erbarmen ist noch immer nicht zu Ende

Sein Erbarmen ist noch immer nicht zu Ende,
ist an jedem Morgen immer wieder neu.
Und es halten mich die guten, starken Hände,
denn er liebt mich und er bleibt mir immer treu.

Durch seine Güte schenkt er das Leben,
hält mir die Treue an jedem Tag.
Er will mir Frieden und Hoffnung geben,
mich nie verlassen, was auch immer kommen mag.

Gottes Güte lässt mich leben, lässt mich hoffen;
er ist alles, was ich habe, er allein.
Wer ihn sucht, dem hält er seine Türe offen,
der darf sicher und geborgen bei ihm sein.

Auch in Nöten muss ich jetzt nicht mehr verzagen,
weil ich weiß, dass er mich durch die Tiefen trägt.
Ich will stille sein und ihm doch alles sagen.
Gott ist gut, auch wenn er Lasten auf mich legt.

Werner Arthur Hoffmann

Selbst im Sterben strahlte sie noch!

KATHY BURKHARD

Wir erzählen von Doris, unserer Schwester, die an Brustkrebs erkrankt und verstorben ist.

In den letzten Wochen ihrer Krankheit wurde Doris so unglaublich getröstet und getragen. Wir alle konnten es kaum fassen. Mit »wir« sind nicht nur unsere große Familie mit Ehemann, Eltern usw. gemeint, sondern alle, die mit Doris Kontakt hatten – auch das Pflegepersonal in den Krankenhäusern sowie die Ärzte.

So werde ich nie Doris' Gebet vergessen, das sie nach der Verlegung in ein anderes Krankenhaus betete: »Herr, lass mich hier im Krankenhaus für die anderen ein Segen sein. Diejenigen, die dich nicht kennen, mögen dich erkennen. Diejenigen, die bereits an dich glauben, sollen im Glauben an dich gestärkt werden.«

Auch im vorherigen Krankenhaus bewegte sie dieses Anliegen. Eine Mitpatientin, die an Knochenkrebs erkrankt war, erzählte uns, wie Doris ihr half: »Getröstet hat sie mich, mir aus der Bibel vorgelesen und mit mir gebetet. Ich kannte es nicht, dass man mit Jesus so sprechen kann wie mit einem guten Freund. Ich kannte nur vorgegebene Gebete. Doris, mein Goldstück, hat mir so sehr geholfen. Das kann ich nie mehr gutmachen.«

Auch bei manchen Telefonaten, die Doris führte, konnten wir mithören, wie sie ihren Glauben an Jesus bezeugte: »Jesus hilft mir, dass ich alles durchstehe!«

Mit »alles« meinte sie sicher die schlimmen Schmerzen sowie alles, was damit zusammen hing, z. B. die hartnäckigen Metastasen in Gehirn, Lunge, Leber, Haut und auch die enorme psychische Belastung. Da die Metastasen im Gehirn bei der Behandlung Vorrang hatten und bestrahlt werden sollten, musste sie quasi aushalten und zusehen, wie die Hautmetastasen sie buchstäblich überwucherten.

Ständig kamen neue Metastasen am Körper hinzu, die wir mit Entsetzen abtasteten. Verzweifelt versuchten wir, die schlimmsten Schmerzen mit Streicheleinheiten wegzustreichen. Aufgrund der starken Schmerzen bekam Doris Morphiumpflaster auf den Rücken; Morphiumspritzen lehnte sie noch ab. Doris war in dieser Hinsicht sehr tapfer und ließ sich auch nicht hängen.

Zusätzlich zu den sicht- und fühlbaren Hautmetastasen befürchteten die Ärzte ein Magengeschwür. Nach einer Gastroskopie stellte sich die böse Wahrheit heraus: Metastasen im Magen. »Sehr untypisch bei Brustkrebs«, teilte uns der Arzt mit. Er bat um Wiederholung der Untersuchung zu Forschungszwecken, denn selbst für Ärzte sei dieser Verlauf der Krankheit ungewöhnlich.

Nach einem ernüchternden Gespräch mit der Oberärztin und mit der schrecklichen Gewissheit, keine Hoffnung mehr zu haben, kamen wir entmutigt in Doris' Zimmer. Doris nahm uns alles Belastende ab, indem sie ganz schlicht und kurz feststellte: »Also, das mit dem Magen ist jetzt auch bösartig.« Sie sagte das mit einer Gelassenheit, als spräche sie von einer Blinddarmentzündung. Die Untersuchung werde sie auf jeden Fall durchführen lassen, da sie irgendwann vielleicht einem Menschen helfen könnte. Die Schmerzen einer erneuten Untersuchung würde sie schon noch einmal aushalten. Durch die Offenheit, mit der Doris sprach, half sie uns ungemein. Sie lächelte uns an — hätte sie es gekonnt, hätte sie uns sicher beruhigend auf die Schulter geklopft.

Das wiederum offenbarte uns ihre Wesensart: Sie liebte von ganzem Herzen. Schon vor ihrer Krankheit war sie besorgt um das Wohl anderer — so auch jetzt.

Während der gesamten Zeit im Krankenhaus von Februar bis zu ihrem Tod im Mai sangen wir viele Lieder miteinander. Das tat ihr sehr gut. Es kostete sie nicht so viel Kraft, wie das Reden, Antworten oder Zuhören. Die guten Texte gaben ihr und auch uns Kraft und Mut für die momentane Situation. Sie sang so lange sie konnte immer mit. Manchmal scherzte sie mit uns, wenn wir zu viel Zeit benötigten, um ein bestimmtes Lied im Gesangbuch zu finden. Zu ihren Lieblingsliedern gehörten: »Meine Zeit steht in deinen Händen« und »Ins Wasser fällt ein Stein, ganz heimlich, still und leise«.

Der letzte Samstag, den sie im Mai erlebte, zeigte die Löwenzahnblüte in voller Pracht. Ich ging kurz nach draußen, um frische Luft zu tanken. Ich wünschte mir, ich könnte Morphium und Sauerstoff abhängen und Doris mit ihrem Bett über die schönen Wiesen fahren. Wenn sie dies doch alles noch einmal sehen könnte! Welche Freude erlebte ich, als ein Arzt dies genauso sah und es ermöglichte, dass wir mit Doris nach draußen konnten. Wie staunten wir, dass Doris es bis zum Spätnachmittag ohne Morphium aushalten konnte. Ich weiß bis heute nicht, wem Gott damit eine größere Freude machte: Doris oder mir.

Auch die frisch operierte Frau aus dem Nebenzimmer war draußen, sodass nun eine direkte Begegnung möglich wurde. Die Frau berichtete, wie gut es ihr tat, uns nebenan immer wieder singen zu hören.

Als ich Doris einmal besuchte, wurde sie müde und merkte, dass sie gleich einschlafen würde. Sie verabschiedete sich von mir. Ich sagte: »Das brauchst du nicht. Ich bleibe heute bei dir. Ich gehe noch nicht.« Da lächelte sie mich an und meinte ruhig und gelassen: »Ich weiß; aber ich weiß nicht, ob ich hier bleibe.« Sie schloss getrost die Augen und schlief für kurze Zeit ein.

Wir waren sehr froh, dass sich Doris nicht in ein künstliches Koma versetzen ließ. Dadurch wollten die Ärzte verhindern, dass sie erstickte. Es war wirklich schlimm mit ihrer Atemnot – trotz Atemgerät. Einmal fächerten wir ihr voller Verzweiflung vom Fenster frische Luft mit Handtüchern zu. Dann war es wiederum nicht zu fassen, wie lange Doris ohne Sauerstoff auskam – manchmal stundenlang.

Ohne künstliches Koma hatte Doris die Gelegenheit, uns noch viele Dinge zu sagen und sich nochmals von allen bewusst zu verabschieden. Wir standen alle auf dem Krankenhausflur und warteten, bis sie uns einzeln in ihr Zimmer rufen ließ.

Die schockierende Nachricht des Arztes, dass Doris nun in Kürze sterben würde, ließ mich ins Krankenhaus eilen. Viele aus unserer Familie waren bereits da. Obwohl der Oberarzt Doris vor einigen Stunden informiert hatte, dass sie nur noch sehr kurze Zeit zu leben hätte, saß sie da und strahlte. Ich wusste nicht, was ich sagen sollte.

Doris war gelöst und frei, strahlend und glücklich. Wir hielten dies auf Fotos fest.

Von diesem Tag an begannen wir, Doris zu fotografieren. Wir mussten ihre Ausstrahlung, die uns alle überwältigte, einfach festhalten. Doris wusste, dass es keine körperliche Heilung mehr gab. Sie schloss ein Wunder Gottes nicht aus, aber sie gab sich getrost in Gottes treue Hände. Doris wusste sich geborgen — auch wenn sie sterben würde. Sie lebte uns das im Konfirmandenunterricht Gelernte regelrecht vor: Leben wir, so leben wir dem Herrn. Sterben wir, so sterben wir dem Herrn. — Das genügte ihr.

Ein junger Assistenzarzt kam einmal an ihr Bett und sagte: »Ich habe jetzt Dienstschluss. Bevor ich aber nach Hause gehe, muss ich Ihr Strahlen und Ihr Lächeln noch mitnehmen.«

Am Abend vor ihrem Tod summte Doris ein Lied, das wir ihr vorsingen sollten. Selbst singen konnte sie nicht mehr, aber sie konnte uns überraschenderweise Wichtiges mitteilen.

Ihr Mann musste kurz aus dem Zimmer, wir saßen um ihr Bett herum. Als er wieder herein kam, schaute sie ihn mit großen Augen an. »Es ist alles in Ordnung«, sagte er, »ich bin wieder hier. Deine Eltern sind hier ... (er zählte alle Anwesenden auf) und der Herr ist auch hier.« Sie antwortete darauf. »Ja, freuet euch!« An diesem letzten Abend sagte sie auch noch, als gerade ein Pfleger ins Zimmer kam: »Jetzt ist es dumm gelaufen, aber es hat alles seine Richtigkeit.« Dieses »dumm gelaufen« bezog sich wohl darauf, dass sie nicht bei uns bleiben konnte.

Um ihre Todesstunde war ich zu Hause in meiner Küche. Während der Arbeit kam mir plötzlich das Bibelwort in den Sinn: »Freuen dürfen sich alle, deren Namen im Himmel geschrieben sind.« Noch während ich mich darüber wunderte, dass mir zu diesem Zeitpunkt dieses Wort einfiel, rief mich mein Bruder an: »Es geht zu Ende.«

Mit diesem Trost aus der Bibel konnte ich gelassen ins Krankenhaus fahren und sogar noch die anderen trösten. »Ihr Name ist eingeschrieben!« In ihrem Zimmer lag ein Frieden. Ein Abglanz von Gottes Herrlichkeit war ihr ins Gesicht geschrieben. Ein wundervolles Strahlen lag auf ihrem Gesicht. Ich hoffe, dass ich nie ihr Lächeln auf den Lippen bzw. ihre ganze Ausstrahlung, die Ruhe und den Frieden vergessen werde. Es war fast so, als ob sich Himmel und Erde berührten.

Bei Doris' Beerdigung erfuhren wir dann alle, was sie mit der Pfarrerin besprochen hatte, worüber diese predigen sollte. Ich denke, dass Doris mit dem Vers »Von allen Seiten umgibst du mich und hältst deine Hand über mir« (Psalm 139, 5) unterstreichen wollte, was sie mit Gott erlebt hatte und woran wir Anteil nehmen durften. Es sollte keiner an der Richtigkeit des Geschehenen zweifeln.

Meine Zeit steht in deinen Händen

Meine Zeit steht in deine Händen,
nun kann ich ruhig sein, ruhig sein in dir.
Du gibst Geborgenheit, du kannst alles wenden,
gib mir ein festes Herz, mach es fest in dir.

Sorgen quälen und werden mir zu groß.
Mutlos frag ich: Was wird morgen sein?
Doch du liebst mich, du lässt mich nicht los.
Vater, du wirst bei mir sein.

Hast und Eile, Zeitnot und Betrieb
nehmen mich gefangen, jagen mich.
Herr, ich rufe: Komm und mach mich frei!
Führe du mich Schritt für Schritt.

Es gibt Tage, die bleiben ohne Sinn.
Hilflos seh ich, wie die Zeit verrinnt.
Stunden, Tage, Jahre gehen hin,
und ich frag, wo sie geblieben sind.

Meine Zeit steht in deinen Händen.
Nun kann ich ruhig sein, ruhig sein in dir.
Du gibst Geborgenheit. Du kannst alles wenden.
Gib mir ein festes Herz, mach es fest in dir.

Peter Strauch

Geborgen in Gottes Hand

In deine Hände lege ich meine unruhigen Gedanken,
meine wirren Gefühle, mein Leben.

In deinen Schoß lege ich meinen müden Kopf,
die Früchte meines Tuns, meine Sorgen.

Unter deinen Mantel lege ich meinen schutzlosen Leib,
meine verwundete Seele, meinen angefochtenen Geist.

In deine Hände lege ich meine Freunde,
meine Feinde, mein Leben.

Amen.

ANSCHRIFTEN

Auf diesen Seiten finden sich Anschriften und Internetzugänge, die weitere Informationen, Hilfen, Auskünfte oder Broschüren zum Thema Krebserkrankung anbieten. Aufgrund guter Erfahrungen von Betroffenen kann ich nur ermutigen, diese Angebote wahrzunehmen und Informationen anzufordern. Es kann keine Gewähr für die Erreichbarkeit der angegebenen Adressen gegeben werden, da stets die Möglichkeit besteht, dass diese sich ändern, zeitweilig nicht erreichbar sind oder auch ganz entfallen.

Tumorzentrum
www.ukl.uni-freiburg.de/zentral/tumorzen/homede
www.krebs.webweiser.de
Hugstetter Str. 55
79106 Freiburg

Eine informative und kostenlose Broschüre mit vielen unkommentierten Internetadressen kann hier bestellt werden:
Tel. 07 61/270 33 02

Krebsinformationsdienst (KID)
www.krebsinformationsdienst.de
Im Neuenheimer Feld 280
69120 Heidelberg
Tel. 0 62 21/41 01 21

Klinik für Tumorbiologie
www.tumorbio.de
Breisacher Str. 117
9106 Freiburg

Deutsche Krebsgesellschaft e.V.
www.krebsgesellschaft.de
Hanauer Landstr. 194
60314 Frankfurt
Tel. 069/630 09 60

Frauenselbsthilfe nach Krebs
www.fsh-nach-krebs.de
www.frauenselbsthilfe.de
Bundesverband B6, 10/11
68159 Mannheim
Tel. 0 62 21/2 44 34

Selbsthilfegruppe Morbus-Hodgkin
www.morbus-hodgkin.de

Deutsche Hirntumorhilfe
www.hirntumor.net
Karl-Heine-Str. 27
04229 Leipzig
Tel. 0 34 37/76 39 27

BKI – Brustkrebsinitiative (Hilfe zur Brustgesundheit e.V.)
www.brustkrebs.net
Holsteinische Straße 30
12161 Berlin
Tel. 030/85 99 51 31

Internetportal krebs-nrw.de
**Chirurgische Klinik
der Universität Düsseldorf**

Informationsnetz für Krebspatienten und ihre Angehörigen
INKA
www.inkanet.de
Deutsche Krebshilfe e.V.
www.krebshilfe.de
Thomas-Mann-Straße 40
53111 Bonn
Tel. 0228/7 29 90-0

Einrichtungen in den USA:

Memorial Sloan-kettering Cancer Center
www.mskcc.org

MD Anderson Cancer Center
www.mdanderson.org/center/pathway/

Weiterführende Informationen und Beratung gibt es auch bei:

Gesellschaft für Biologische Krebsabwehr e.V.
Postfach 10 25 49
69015 Heidelberg
Tel. 0 62 21/13 80 20
Fax 0 62 21/1 38 02 20

Über naturheilkundliche Möglichkeiten kann man sich in Bibliotheken oder in Reformhäusern informieren.
Oben genannte Gesellschaft hat auch Literaturlisten zum Thema.

QUELLEN

S. 36 *Die Krankheit hat deine Pläne durchkreuzt...*, aus: Anselm Grün, Gestärkt von guten Mächten. Zum Krankenbesuch. © Kreuz Verlag, Stuttgart

S. 37 *Das Wort »trauern« kommt von einem alten Wort für »fallen«...*, aus: Anselm Grün, Du wirst getröstet. Für Trauernde. © Kreuz Verlag, Stuttgart

S. 43 *Übersicht über die Phasen schwerer Krankheiten und des Sterbens.* © Dipl.-Psych. Alexander Rübelmann

S. 46 *Krisen sind keine Katastrophen.* © Jürgen Werth

S. 54 *Du bist am Ende nie allein.* Text & Musik: Martin Buchholz. © 1998 Felsenfest Musikverlag, Wesel

S. 63 *Vater, zu Hause bin ich ganz bei dir.* Sr. Anette Bürstinghaus, © 2002 Haus der Musik, Wiesbaden

S. 70 *Du bist stärker.* Text: Jürgen Werth / Musik: Hans-Werner Scharnowski. © 1999 Felsenfest Musikverlag, Wesel

S. 96 *Manches Ende ist ein Anfang.* Jürgen Werth: Josef — eine Traumkarriere, Hänssler Verlag

S. 106/107 *Am Ende eines Auswegs.* Martin Buchholz: Herz in der Hand. © Felsenfest Musikverlag, Wesel

S. 113 *Herr, weil mich festhält.* © Diakonissenmutterhaus Aidlingen (Sr. Helga Winkel)

S. 123 *Wer unterm Schirm des Höchsten wohnt.* Text und Melodie: Klaus Hirschfeld, © 1997 Musikverlag Klaus Gerth, Asslar

S. 134 *Sein Erbarmen ist immer noch nicht zu Ende.* Text und Melodie: Werner Arthur Hoffmann, © 1998 Musikverlag Klaus Gerth, Asslar

S. 140 *Meine Zeit steht in deinen Händen.* Peter Strauch, Hänssler Verlag

S. 141 *Geborgen in Gottes Hand.* Quelle unbekannt

Die Quellen wurden sorgfältig recherchiert, konnten aber nicht immer zweifelsfrei festgestellt werden. Für Hinweise ist der Verlag dankbar.

AUTORENSPIEGEL

Christa Albrecht, Jahrgang 1967, verheiratet, zwei Kinder, Pfarrerin, zurzeit in Elternzeit

Ingeborg Birk, Jahrgang 1954, ledig, eine Adoptivochter, Jugendreferentin

Irmgard Brekle, Jahrgang 1943, verheiratet, früher Bankkauffrau, seit 1967 Hausfrau

Gertrud Brosi, Jahrgang 1951, verheiratet, Einkaufsassistentin/Disponentin im Lebensmittel-Großhandel, seit 25 Jahren Familienfrau

Kathy Burkhardt, Jahrgang 1960, verheiratet, zwei Kinder, Arzthelferin, jetzt Sekretärin

Andrea Eißler, Jahrgang 1970, drei Kinder, Mutter und Pfarrfrau, gelernte Religionspädagogin

Jörg Luithle, Jahrgang 1939, verheiratet, Gartenbautechniker, seit August 2000 Rentner

Angelika Matscheko, Jahrgang 1961, verheiratet, drei Kinder, Ärztin, zurzeit Mutter und Hausfrau

Margarete Rummel, Jahrgang 1960, verwitwet, ein Kind, Bankkauffrau

Alexander Rübelmann, Jahrgang 1964, Psychotherapeut, Dozent für Medizin, Psychologie

Sr. *Erika Schnitzer*, Jahrgang 1942, Diakonisse in der Aidlinger Schwesternschaft, Gemeindediakonin, heute im Mutterhaus in Aidlingen tätig

Rolf Scheffbuch, Jahrgang 1931, verheiratet, Prälat a. D.

Cläre Schuler, Jahrgang 1939, nach Witwenschaft wieder verheiratet, drei Kinder, zunächst Verwaltungsangestellte, dann Hausfrau und Mutter

Heidi Sperr, Jahrgang 1963, verheiratet, drei Kinder, Dipl.-Verwaltungswirtin, zurzeit Hausfrau

Elke Werner, Jahrgang 1956, Studium für Lehramt Evang. Religion und Kunst, verheiratet mit Roland, lebt in Marburg. Dort arbeitet sie im Christus-Treff mit.

hänssler

Weitere Bücher in der Reihe »Edition Trobisch«:

Faye Landrum
Mein Mann hat Krebs
Wie eine Frau mit der Krankheit ihres Mannes umgeht
Pb., 140 S.,
Nr. 854.170, ISBN 3-7751-9170-4

Faye Landrum beschreibt hier eindrucksvoll die Zeit, in der sie ihren todkranken, krebskranken Mann pflegt. Zur Realität ihres neuen Lebens als Pflegerin gehören Schmerz und Einsamkeit, ein verwirrendes Aufgebot an Entscheidungen, und ein Wunsch, alles Mögliche zu tun, um die letzten Tage ihres Mannes schmerz- und sorgenfrei zu machen. In dieser schweren Lage schenkt Gott ihr seine verheißene Kraft und Führung. Mit Hilfe von Freunden, der Familie und ihrem standhaften Glauben findet sie die Kraft durchzuhalten und erlebt eine ganz neue Bewertung der Verheißungen Gottes. Ihre Geschichte wird anderen helfen — besonders Menschen in ähnlichen Situationen als pflegende Angehörige — Gottes Fürsorge zu suchen und zu finden.

Bitte fragen Sie in Ihrer Buchhandlung nach diesem Buch!
Oder schreiben Sie an den Hänssler Verlag, D-71087 Holzgerlingen.

hänssler

Sandra Litty
Hinter den Türen der Angst
Sehnsucht nach Leben — Der innere Kampf einer Magersüchtigen
Tb., 80 S.,
Nr. 854.168, ISBN 3-7751-9168-2

Aus medizinischer Sicht ist Magersucht heute weitestgehend bekannt. Aber wie fühlen und denken Magersüchtige, die sich mit 20 Kilo Untergewicht immer noch übergewichtig fühlen, die noch bei kalorienarmen Salatblättern fürchten, zu dick zu werden. Sandra Litty gibt einen ungewöhnlichen Einblick in eine Welt, in der zerstörerische Gedanken den Körper beherrschen. Sie zeigt einen Weg von der Hoffnungslosigkeit der Sucht zur Hoffnung der Liebe Gottes. Ein hilfreiches, einfühlsames Buch, besonders geeignet für Menschen, die mit Magersüchtigen zusammenleben oder sie seelsorgerlich betreuen.
Der zweite Teil bietet einen informativen Überblick zu den Ursachen von Essstörungen, ihren Symptomen und Folgen — mit einer Adressenliste von Beratungsstellen.

Bitte fragen Sie in Ihrer Buchhandlung nach diesem Buch!
Oder schreiben Sie an den Hänssler Verlag, D-71087 Holzgerlingen.